中国公民
中医养生保健素养 42 条
图文解析版

吴大真　王凤岐　编著

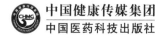

中国健康传媒集团
中国医药科技出版社

内 容 提 要

为更好地普及传播中医养生保健素养知识，本书以《中国公民中医养生保健素养》为蓝本，通过基本理念知识、健康生活方式与行为、常用养生保健内容、常用养生保健简易方法四个方面进行介绍。全书语言通俗易懂、插图形象生动，是提高全民中医养生保健素养的权威读本，适合大众参考阅读。

图书在版编目（CIP）数据

中国公民中医养生保健素养 42 条：图文解析版 / 吴大真，王凤岐主编. —北京：中国医药科技出版社，2020.5

ISBN 978-7-5214-1644-2

Ⅰ . ①中… Ⅱ . ①吴… ②王… Ⅲ . ①养生（中医）—基本知识 Ⅳ . ① R212

中国版本图书馆 CIP 数据核字（2020）第 038494 号

美术编辑　陈君杞
版式设计　锋尚设计

出版　**中国健康传媒集团**｜**中国医药科技出版社**
地址　北京市海淀区文慧园北路甲 22 号
邮编　100082
电话　发行：010-62227427　邮购：010-62236938
网址　www.cmstp.com
规格　710×1000mm　¹/₁₆
印张　6
字数　97 千字
版次　2020 年 5 月第 1 版
印次　2020 年 5 月第 1 次印刷
印刷　三河市万龙印装有限公司
经销　全国各地新华书店
书号　ISBN 978-7-5214-1644-2
定价　25.00 元

获取新书信息、投稿、为图书纠错，请扫码联系我们。

中医养生保健是在中医学理论的指导下，通过采取正确的预防、康复措施，增进健康，预防疾病，从而达到延年益寿的目的。当前，中医养生保健知识尚未达到全面普及，很多人往往容易被一些错误的养生理念和方法所误导，影响身体健康，甚至危害生命。因此，提高中医养生保健素养至关重要。

2014年6月，国家卫生健康委员会、国家中医药管理局联合发布了《中国公民中医养生保健素养》（共计42条），解读中医基本理念和知识，倡导健康生活方式与行为，介绍常用养生保健内容，普及常用养生保健简易方法，集科学性、知识性、实用性于一体，是所有关注自身健康、关爱他人健康的中国公民都应该学习和掌握的中医养生保健素养。

为更好地普及和传播中医养生保健素养，本书以《中国公民中医养生保健素养》为蓝本，对每一条内容加以图文并茂地解析，内容通俗易懂，插图形象生动，旨在帮助广大读者形成基本中医养生保健理念，养成健康的生活方式和行为，掌握养生保健技能，增强自我主动健康意识，进而有效地促进身体健康，增加人们的幸福感。

由于编者的学识和能力有限，难免存在不足和疏漏之处，请广大读者谅解和指正。

编者

2020年1月

目 录

1

基本理念知识

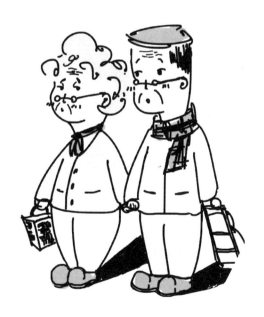

01

中医养生保健，是指在中医理论指导下，通过各种方法达到增强体质、预防疾病、延年益寿目的的保健活动。

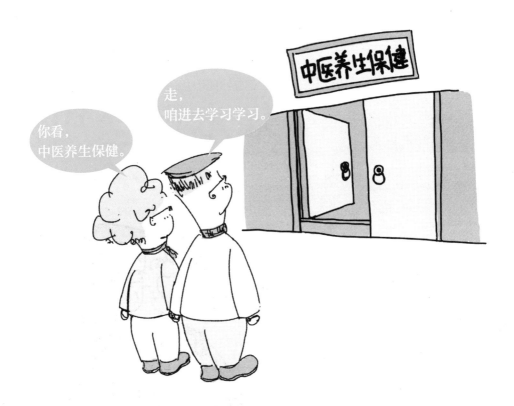

中医养生保健是在中医学理论的指导下，通过采取正确的预防、康复措施，增进健康，预防疾病，从而达到延年益寿的目的。我们应掌握科学的养生保健方法，主动采取养精神、调情志、节饮食、练形体、常运动、慎房事、适寒温等措施保养身体，以达到增强体质、预防疾病、延年益寿的目的。例如，合理安排一日三餐，参加适量的户外运动，保持心情舒畅和良好心态，保证充足的睡眠等。

02

中医养生的理念是顺应自然、阴阳平衡、因人而异。

"顺应自然"：中医学认为，人与天地相参，与日月相应。顺应自然养生包括顺应四时调摄和昼夜晨昏调养，即人的精神、起居、饮食、运动和防病都要因时、因地而变化，从而达到人体内环境与外环境相适应的目的。例如，养成规律的生活起居习惯，根据四季的不同特点适当调节自己的饮食起居规律等。

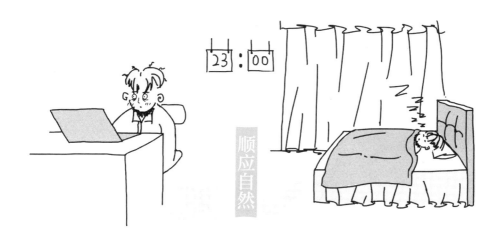

顺应自然

"阴阳平衡"：阴阳学说认为，人体的阴阳变化与自然界四时阴阳变化协调一致，就可以延年益寿，因而主张顺应自然，春夏养阳，秋冬养阴，精神内守，饮食有节，起居有常，从而保持人体内部和内外界环境之间的阴阳平衡，达到增进健康、预防疾病的目的。

> 顺应自然，春夏养阳，秋冬养阴，精神内守，饮食有节，起居有常，保持人体内部和内外界环境间的阴阳平衡。

阴阳平衡

"因人而异"：不同人群的体质类型及人在婴儿、儿童、青少年、成年、中老年等不同时期的体质均存在差异，因此，在中医养生保健过程中，不同的人需要制定个性化的防治原则和保健方法。例如，小儿属"稚阴稚阳"之体，不论用温热剂还是苦寒剂，均应中病即止；老年人大多肾气已衰，中气虚乏，易受邪致病，治病用药尤须审慎；阴虚体质者宜甘寒、酸寒、咸寒、清润，忌辛热温散、苦寒沉降；阳虚体质者宜益火温补，忌苦寒泻火等。

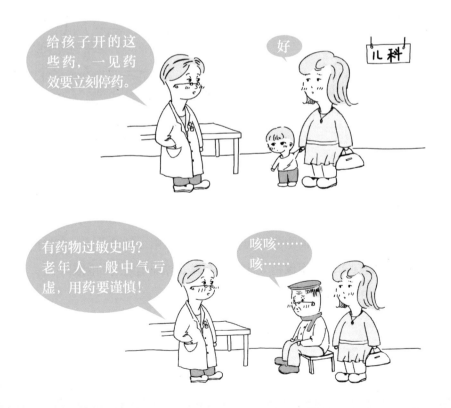

因人而异

03

情志、饮食、起居、运动是中医养生的四大基石。

平和的心态、均衡的营养、合理的起居、适量的运动对于每个人都至关重要，而中医养生则将情志、饮食、起居和运动作为养生保健的四大基石。

情志是指人的情绪、情感，其中具有代表性的7种正常情志活动喜、怒、忧、思、悲、惊、恐称为"七情"。正常情况下，七情活动是对外界刺激和体内刺激的保护性反应，有益于身心健康。但如果由于内外刺激引起七情太过，则会影响人体健康。因此，我们应保持情绪稳定，心情愉悦，积极向上，尽量减少焦虑、忧郁、愤怒、急躁等不良情绪。

饮食是保证生命生存和健康的基本条件。合理的饮食可以为人体提供生命所需的营养和能量，维持人体生长、发育，完成各种生理功能，有益身体健康。

平和的心态

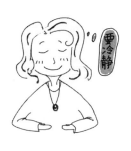

要冷静

世界如此美好，
我却如此暴躁，
这样不好，不好~

你在学校要按时吃饭，
注意卫生，营养要均
衡，不要暴饮暴食，饭
不要吃凉的，太烫的也
不行，知道了吗？

合理的饮食

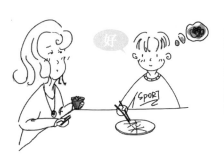

好

SPORT

但若饮食不当，就会损伤脾胃，影响机体功能，从而导致疾病发生。因此我们应该合理搭配饮食，均衡营养，做到饥饱得当、安全卫生、定时定量、寒热适宜。

　　合理的起居就是要适应四时时令的变化，安排适宜的作息时间，劳逸结合，以达到预防疾病，增进健康和长寿的目的。例如，注重居住环境卫生，保证充足的睡眠，根据季节变换和自身的体质恰当地增减衣物，养成良好的生活习惯等。

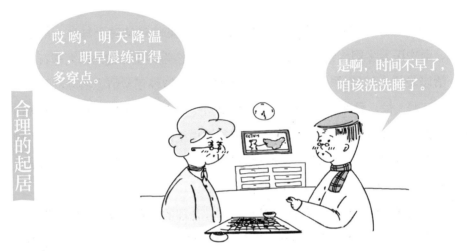

　　运动是指用各种体育运动方式（如太极拳、五禽戏、八段锦、气功，或跑步、游泳、骑自行车、打球等）进行锻炼，以增强体质，延年益寿。只要在适宜的时间，选择适合自己身体状况的运动方式，做到动静有度、量力而行，并持之以恒，就能达到强身健体、有益健康的目的。

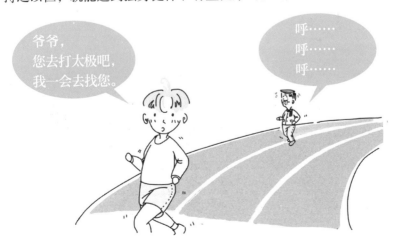

04

中医养生保健强调全面保养、调理，从青少年做起，持之以恒。

中医养生保健重在整体性和系统性，涉及生命活动的各个环节，并将影响健康的各种因素考虑在内，通过调节情志、饮食、起居，适量运动，适当运用药物、针灸、推拿等各种方式，进行全面保养和调理，目的是增强体质，预防疾病，延年益寿。因此，中医养生保健应该贯穿人体发展的全过程，我们应从青少年做起，养成良好的生活习惯，学习一些养生保健方法，持之以恒，从而提高自己的防病抗病能力。

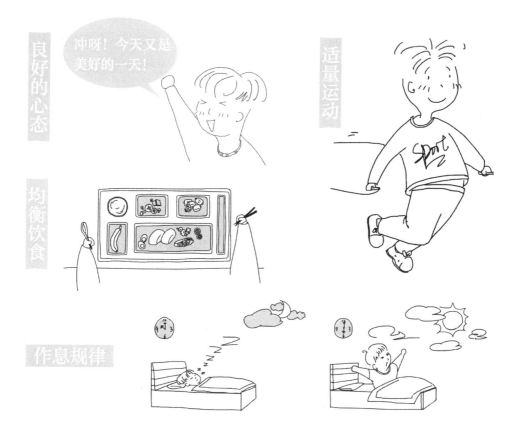

05

中医治未病思想涵盖健康与疾病的全程，主要包括三个阶段：一是"未病先防"，预防疾病的发生；二是"既病防变"，防止疾病的发展；三是"瘥后防复"，防止疾病的复发。

"未病先防"：是指在疾病发生之前，做好各种预防工作，以防止疾病的发生。要防病必先强身，欲强身必重养生。把精、气、神视为养生的核心，强调养生之道必须协调阴阳、谨慎起居、调和脏腑、动静适宜、养气保精、综合调养。养生是最积极的预防措施，有助于增进健康、延年益寿、提高生命质量。

"既病防变"：是指未病之时，注重防患于未然。一旦发病，当注意早期诊断和早期治疗。早期诊断、早期治疗，是既病防变的关键，一方面可控制病邪蔓延，另一方面又可以避免正气的过度损耗，易于治疗和恢复健康。

未病先防

最近感冒的多，得多防备着。

好！

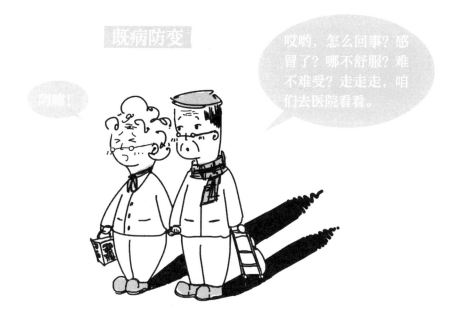

"瘥后防复"：是指疾病初愈（机体功能尚未完全恢复），要防止疾病复发或滋生其他疾病。例如，支气管哮喘和慢性鼻炎、咳嗽等人群，可以在夏季贴"三伏贴"来预防冬季疾病复发或加重，即"冬病夏治"；发热、感冒初愈时，应先清淡饮食，尽量少食油腻、不易消化的食物，以防复发。

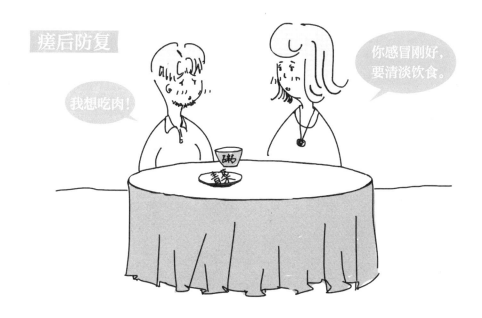

06

中药保健是利用中药天然的偏性调理人体气血阴阳的盛衰。服用中药应注意年龄、体质、季节的差异。

　　中药保健主要是以中医学的基本特点——整体观念为指导思想，利用中药寒、热、温、凉"四气"和酸、苦、甘、辛、咸"五味"的偏性，通过辨证来达到补益脏腑、调和气血、平衡阴阳、增进健康之目的，使未衰老者更健康，使已衰老者延缓老化。

　　不同年龄、体质的人，对药物的耐受程度不同，因而用药也会有差异。例如，老年人、小儿、妇女产后及体质虚弱的患者，应该减少药物用量；成人及平素体质壮实的患者用量宜重。另外，服用中药还受季节、气候等因素的影响，因而要做到"因时制宜"。例如，夏季发汗解表药及辛热药不宜多用，苦寒降火药用量宜重，而冬季则反之。

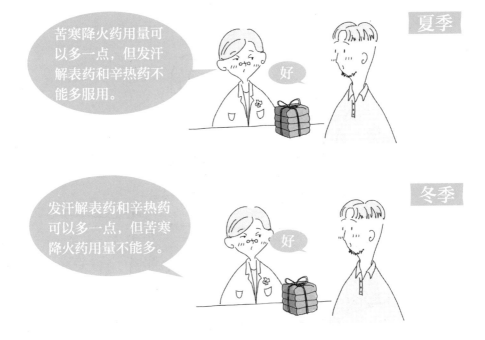

07

药食同源。常用药食两用的中药有：蜂蜜、山药、莲子、大枣、龙眼肉、枸杞子、核桃仁、茯苓、生姜、菊花、绿豆、芝麻、大蒜、花椒、山楂等。

中医学认为，食物和人所患的疾病及食用的药物有密切的关系，即"药食同源"。可以说，很多食物既是食物也是药物，古代医学家将中药的"四性""五味"理论运用到食物中，认为每种食物也具有"四性""五味"。日常生活中常用药食两用的中药主要有以下15种。

1-蜂蜜

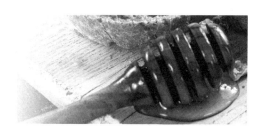

☑ 性味

甘，平。

☑ 归经

肺、脾、大肠经。

☑ 功效与主治

有补中、润燥、止痛、解毒的功效。用于脘腹虚痛、肺燥干咳、肠燥便秘；外治疮疡不敛，水火烫伤。

☑ 饮食宜忌

体内湿气较重、腹胀或腹泻者不宜食用。

☑ 食疗方

决明子蜂蜜饮：决明子10克，蜂蜜20克。将决明子炒黄、碾碎，放入锅内，加入适量清水，煮20分钟，趁水沸时，加入蜂蜜，即可饮用。有润肠通便的作用。适用于前列腺增生、习惯性便秘等。

2-山药

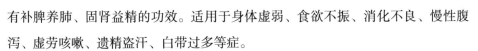

☑ **性味**

甘，平。

☑ **归经**

脾、肺、肾经。

☑ **功效与主治**

有补脾养肺、固肾益精的功效。适用于身体虚弱、食欲不振、消化不良、慢性腹泻、虚劳咳嗽、遗精盗汗、白带过多等症。

☑ **饮食宜忌**

体内有邪气入侵，为实证者，不宜食用。

☑ **食疗方**

凉拌山药： 山药200克，莴笋50克，胡萝卜50克。将山药洗净、切丝，胡萝卜洗净、切成细丝，莴笋洗净、切片。先将山药丝放入油锅内，炸至焦黄，放入盘中，再把胡萝卜丝和莴笋片摆在山药丝上，加适量精盐、胡椒粉和少量香油，即可食用。

3-莲子

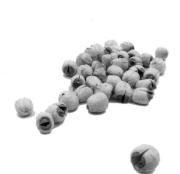

☑ **性味**

甘、涩，平。

☑ **归经**

脾、肾、心经。

☑ **功效与主治**

有养心安神、益肾涩精、健脾止泻的功效。适用于心悸失眠、遗精、带下、脾虚久泻等症。

☑ **饮食宜忌**

腹胀及便秘者不宜食用。

☑ 食疗方

莲子枸杞羹： 莲子50克，枸杞30克。将莲子浸泡、去芯，枸杞洗净，一起放入锅内，加入适量清水，煮沸后，改用文火煮至莲子熟烂，加入适量白糖，即可食用。有补肝肾、养心血、明目安神的作用。适用于头晕眼花，食欲不佳，阳痿遗精，妇女白带，贫血等。

4-大枣

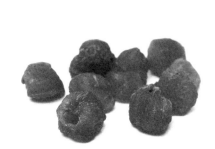

☑ 性味

甘，温。

☑ 归经

脾、胃经。

☑ 功效与主治

有补中益气、生津、养血安神的功效。适用于脾虚食少、乏力便溏等症。

☑ 饮食宜忌

体内痰湿阻滞、消化不良，或患有牙病、虫病者不宜食用。

☑ 食疗方

枣菊饮： 大枣50克，菊花30克。将红枣洗净，和菊花一起放入锅内，加入适量清水，煮20分钟，即可饮用。适用于高血压、血清胆固醇过高等。

5-龙眼肉

☑ 性味

甘，温。

☑ 归经

心、脾经。

☑ 功效与主治

有补益心脾、养血安神的功效。适用于气血不足、心悸怔忡、健忘、失眠、血虚萎黄等症。

☑ 饮食宜忌

体内有痰湿阻滞或心火旺盛者不宜食用。

☑ 食疗方

龙眼粥：龙眼20克，大米100克。将龙眼洗净，大米淘净，一起放入锅内，加入适量清水，煮沸后，改用文火煮至大米熟烂，即可食用。有健脾养心、补血安神的作用。适用于阳痿早泄、失眠健忘、食少便溏、疲乏无力、下肢浮肿等症。

6-枸杞子

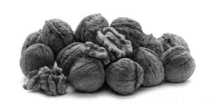

☑ 性味

甘，平。

☑ 归经

肝、肾经。

☑ 功效与主治

有滋补肝肾、益精明目的功效。适用于肝肾阴虚、精血不足、腰膝酸痛、视力减退、头晕目眩等。

☑ 饮食宜忌

脾虚便稀、感冒发热、消化不良者不宜食用。

☑ 食疗方

枸杞鸡蛋：枸杞20克，鸡蛋2个。将枸杞洗净，鸡蛋打破、搅拌均匀，一起放入碗内，上蒸笼蒸熟，即可食用。每天早、晚各服1次。有增强视力的作用。适用于老年人视力衰退、花眼。

7-核桃仁

☑ 性味

甘，温。

☑ 归经

肾、肺经。

☑ 功效与主治

有补肾固精、温肺定喘、润肠的功效。适用于肾虚喘嗽、腰痛脚弱、阳痿、遗精、小便频数、石淋、大便燥结等。

☑ 饮食宜忌

体内有痰火积热或阴虚火旺者不宜食用。

☑ 食疗方

菊花核桃粥： 菊花15克，核桃仁15克，大米100克。将菊花、核桃仁洗净，大米淘净，同时放入锅内，加入适量清水，烧沸后，改用文火煮至大米熟烂，即可食用。有散风热、补肝肾、降血压的作用。健康人食用可以增强抵抗力（秋天食用更为适宜），还适用于高血压患者。

8-茯苓

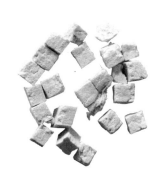

☑ 性味

甘、淡，平。

☑ 归经

心、肺、脾、肾经。

☑ 功效与主治

有利水渗湿、健脾宁心的功效。适用于水肿尿少、痰饮眩悸、脾虚食少、心神不安、惊悸失眠等症。

☑ 饮食宜忌

体质虚寒、二便清稀、易滑精者，或内脏下垂、脱肛、月经淋漓不尽等气虚下陷者不宜食用。

☑ 食疗方

茯苓粥： 茯苓15克，大米100克。将茯苓、大米洗净放入锅内，加入适量清水，煮沸后改用文火熬至大米熟烂，加入调料（鸡精、精盐和胡椒粉），即可食用。有健脾利湿的作用。适用于老年性肥胖症。

9-生姜

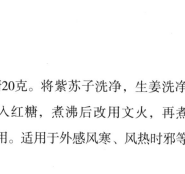

☑ 性味

辛，微温。

☑ 归经

肺、脾、胃经。

☑ 功效与主治

有解表散寒、温中止呕、化痰止咳的功效。适用于风寒感冒、胃寒呕吐、寒痰咳嗽等。

☑ 饮食宜忌

阴虚内热者不宜食用，孕妇宜少食、慎食。

☑ 食疗方

生姜紫苏饮：紫苏子10克，生姜15克，红糖20克。将紫苏子洗净，生姜洗净、切片，一起放入锅内，加入适量清水，再加入红糖，煮沸后改用文火，再煮20分钟，即可饮用。有止咳化痰、平喘润肠的作用。适用于外感风寒、风热时邪等症。

10-菊花

☑ 性味

甘、苦，微寒。

☑ 归经

肺、肝经。

☑ 功效与主治

有散风清热、平肝明目的功效。适用于风热感冒、头痛眩晕、目赤肿痛、眼目昏花等症。

☑ 饮食宜忌

风寒感冒、过敏体质、血压偏低、脾虚胃寒证者不宜食用。

菊花茶：菊花4～5朵。将菊花放入茶杯内，用沸水冲泡，香气浓郁，即可饮用。有疏风清热、提神醒脑、养肝明目、降压通脉的作用。如果早晨用棉签蘸菊花茶汁轻敷眼睛，有助于消除黑眼圈。

11-绿豆

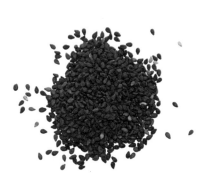

☑ 性味

甘，寒。

☑ 归经

心、胃经。

☑ 功效与主治

有清热解毒、消暑的功效。适用于暑热烦渴、疮毒痈肿，可解酒毒、煤气毒、烟毒，附子、巴豆毒等。

☑ 饮食宜忌

素体阳虚、脾胃虚弱或病后初愈者不宜食用。

☑ 食疗方

甘草绿豆汤：甘草10克，绿豆100克。将甘草洗净、泡软，切成薄片，绿豆洗净，一起放入锅内，加入适量清水，大火煮沸后，再改用文火煮至绿豆熟烂，即可饮用。适用于夏天消解暑热和药物中毒急救。如中毒严重者，要及时到医院抢救。

12-芝麻

☑ 性味

甘，平。

☑ 归经

肝、肾、大肠经。

☑ 功效与主治

有补肝肾、益精血、润肠燥的功效。适用于头晕眼花、耳鸣耳聋、须发早白、病后脱发、肠燥便秘等症。

☑ 饮食宜忌

腹泻、便溏、带下病、滑精、阳痿等精气不固者不宜食用。

☑ 食疗方

黑芝麻茶： 黑芝麻30克，绿茶5克。将黑芝麻和绿茶一起放入杯中，用沸水冲泡，即可饮用。有滋阴养血、补益肝肾、养血降压、清热的作用。适用于高血压伴有动脉粥样硬化、高脂血症。

13-大蒜

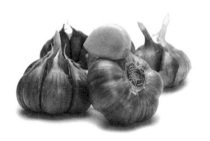

☑ 性味

辛，温。

☑ 归经

脾、胃、肺经。

☑ 功效与主治

有健胃、止痢、止咳、杀菌、驱虫的功效。适用于肺结核、百日咳、食欲不振、消化不良、水肿、腹泻、细菌性痢疾、阿米巴痢疾、肠炎、蛲虫病、钩虫病等，外用治滴虫性阴道炎、急性阑尾炎等。

☑ 饮食宜忌

阴虚火旺或眼睛、咽喉、牙齿、口腔等疾患者，或感冒、水痘、风疹、麻疹等时行病后不宜食用。

☑ 食疗方

生蒜： 将大蒜含在口中，咽下津液，待大蒜无味后吐出。有缓解风寒咳嗽、感冒初起等症状。

14-花椒

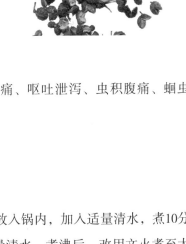

☑ 性味

辛，温。

☑ 归经

脾、胃、肾经。

☑ 功效与主治

有温中止痛、杀虫止痒的功效。适用于脘腹冷痛、呕吐泄泻、虫积腹痛、蛔虫
症等。

☑ 饮食宜忌

阴虚火旺者忌食，孕妇慎食。

☑ 食疗方

花椒粥：花椒15克，大米100克。将花椒洗净，放入锅内，加入适量清水，煮10分
钟后捞出。将大米淘净，再放入锅内，加入适量清水，煮沸后，改用文火煮至大
米熟烂，即可食用。有温通、散寒、止痛的作用。适用于龋齿疼痛、怕冷恶风、
牙痛等症。

15-山楂

☑ 性味

酸、甘，微温。

☑ 归经

脾、胃、肝经。

☑ 功效与主治

有消食健胃、行气散瘀的功效。适用于肉食积滞、脘腹胀满、泻痢腹痛、高脂血
症等。

☑ 饮食宜忌

脾胃虚弱者慎食。

☑ 食疗方

山楂莲子饮：山楂100克，莲子100克。将山楂洗净，莲子泡软、洗净，去掉莲芯。先将莲子放入锅内，煮至半熟时，再将山楂放入锅内，待莲子熟烂（此时山楂已经熟烂），加入白糖，即可饮用。有消食开胃、养心安神的作用。健康人饮用可益智健脑，延年益寿。

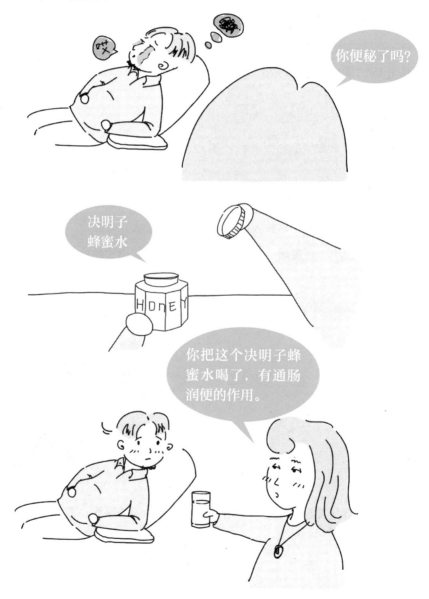

08

中医保健五大要穴是膻中、三阴交、足三里、涌泉、关元。

✐ 需注意：孕妇禁刺灸。

1-膻中

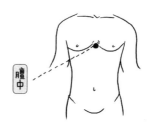

☑ 定位

在胸部，横平第4肋间隙，前正中线上。

☑ 功能与主治

理气宽胸，平喘止咳。适用于胸闷，气喘，心悸，产妇乳少，小儿吐乳等。

☑ 自我保健

指压按摩： 用拇指指腹揉按膻中，以局部酸胀为宜。

灸法： 艾条灸10～20分钟。

2-三阴交

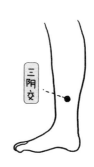

☑ 定位

内踝尖直上3寸处。

☑ 功能与主治

通血脉，活经络，疏通下焦，清利湿热。适用于遗尿、癃闭、小便短赤涩痛等泌尿系统病症；消化不良、腹胀等脾胃病症。

☑ 自我保健

用拇指或中指指端按揉，称为"按揉三阴交"。

3-足三里

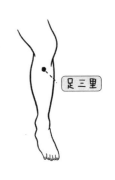

☑ 定位

外侧膝眼下3寸，胫骨外侧约1横指处。

☑ 功能与主治

健脾和胃，调中理气；小儿保健常用穴。适用于呕吐、泄泻、腹胀、腹痛等消化道疾患；各种慢性病。

☑ 自我保健

用拇指按揉，称为"按揉足三里"。

4-涌泉

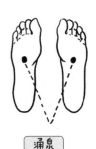

☑ 定位

足掌心前1/3凹陷处。

☑ 功能与主治

引火归元，退虚热，止吐泻。左揉止吐，右揉止泻。适用于五心烦热、夜啼、烦躁不安等虚火上炎病症；发热、呕吐等实热病症。

☑ 自我保健

用拇指指端按揉，称为"揉涌泉"。

5-关元

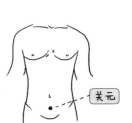

☑ 定位

在下腹部，脐中下3寸，前正中线上。

☑ 功能与主治

培元固脱，温肾壮阳，调经止带。适用于遗精，阳痿，月经不调，子宫肌瘤等。

☑ 自我保健

指压按摩：将掌心搓热后敷在关元穴上，每次1~2分钟。

灸法：艾条灸10~20分钟。

09

自我穴位按压的基本方法有：点压、按揉、掐按、拿捏、搓擦、叩击、捶打。

1-点压

☑ 使用手指

一般多用食指、中指或者拇指。

☑ 操作要点

施术手指与穴位垂直，其余手指夹持或者支撑于术指的末节指关节处，力气通过上臂、前臂达到指端，以每秒钟 1 ~ 2 次的频率，有节奏地一点一提。点时以臂力加压，提时指节稍放松减压。用力的大小可分为轻点（点时运用前臂力量）、中点和重点（点时运用前臂与上臂力量相结合），具体力度视病情而定。

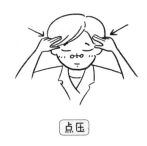

点压

☑ 适宜病症

头痛、牙痛、腰腿痛等，或用于急救。

2-按揉

☑ 使用手指

多用拇指、食指或中指的指腹。

☑ 操作要点

手指伸直，末节指关节稍后屈伸，用指端按压时，施

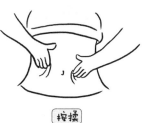

按揉

术手指伸直，指端与穴位垂直，其他手指夹持或支撑于术指的末节指关节处，运用臂力，使力气从臂部直贯指端，同时以腕关节为主，肘关节为辅配合做旋转运动，使穴位皮肤及皮下组织与腕、指一同旋转。

☑ 适宜病症

胸胁胀满、脘腹胀痛、泄泻、便秘等。

3-掐按

☑ 使用手指

多用拇指、食指的指甲直接切压穴位。

☑ 操作要点

掐法为强刺激，多用于较为敏感的穴位。一手握住或者托住施术部位，另一手除施术指外，也尽可能夹持于穴位附近，以保持托术部位稳定。然后运用指、掌、腕部的力量对准穴位掐按，如需要更重的刺激，可将前臂和上臂的力量相结合。点掐以每秒 1 ~ 2 次的频率为佳，有节奏地一掐一松，为避免掐破皮肤，可在施术部位放置一块薄布，掐后在局部轻轻按揉，以缓解疼痛。

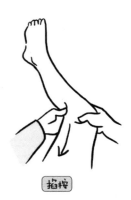

掐按

☑ 适宜病症

头晕、昏迷不醒、半身不遂、癔症发作等。

4-拿捏

☑ 使用手指

多用拇指、食指、中指，或五指并用。

☑ 操作要点

用单手或双手的拇指与其他手指指面相对用力，在一定的穴位或部位上进行有节律的拿捏，手臂放松，手腕灵活，前臂发力，以掌指关节活动为主，用力先由轻到重，再由重到轻，动作缓和而连贯。

☑ 适宜病症

关节脱位、四肢骨折、肘关节或指关节损伤等。

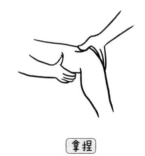

拿捏

5-搓擦

☑ 使用手指

多用食指、中指、无名指、大鱼际或五指并用。

☑ 操作要点

用食指、中指、无名指、大鱼际或五指在一定的穴位或部位上进行快速的往返移动，手指要自然伸开，着力于施术部位，用力要平稳均匀，动作连贯，频率要快。

☑ 适宜病症

腰酸背痛、肢体麻木、消化不良、脘腹胀满、神经衰弱等。

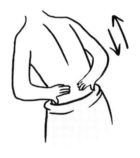

搓擦

6-叩击

☑ 使用手指

单手或双手五指。

☑ 操作要点

单手或双手五指并拢，对准穴位，以腕关节屈伸运

动产生的力量为主，以指关节屈伸运动产生的力量
为辅相互配合，以每秒 1 ~ 2 次的频率为佳，有节
奏地叩击。一般以穴位产生酸胀感、微红发热为
宜。如需要强刺激，则以肘关节伸屈运动产生的力
量相配合。

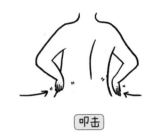

叩击

☑ 适宜病症

腰酸背痛、腰腿疼痛、局部麻木、肌肉劳损、风湿
痹痛等。

7-捶打

☑ 使用手指

单手或双手手握空拳。

☑ 操作要点

单手或双手手握空拳，以小鱼际外侧接触皮肤，用
力捶打，用力由轻到重，以捶打部位感受刺激并舒
适为宜。

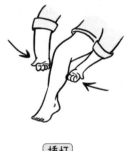

捶打

☑ 适宜病症

局部酸痛、肌肉萎缩等。

注意：各种急性传染病、急性骨髓炎、结核性关节炎、传染性皮肤病、皮肤湿疹、水
火烫伤、皮肤溃疡、肿瘤以及各种疮疡等患者，急性腹膜炎、急性化脓性腹膜炎、急
性阑尾炎患者，妇女经期、怀孕5个月以上的孕妇，久病过分虚弱者，素有严重心血
管疾病或高龄体弱者，均不宜进行按压。

10

刮痧可以活血、舒筋、通络、解郁、散邪。

刮痧是以中医经络腧穴理论为指导，通过特制的刮痧器具和相应的手法，蘸取一定的介质，在体表进行反复刮动、摩擦，使皮肤局部出现红色粟粒状，或暗红色出血点等"出痧"变化，从而达到活血透痧的作用。通过刮痧，可以达到活血、舒筋、通络、解郁、散邪的效果。

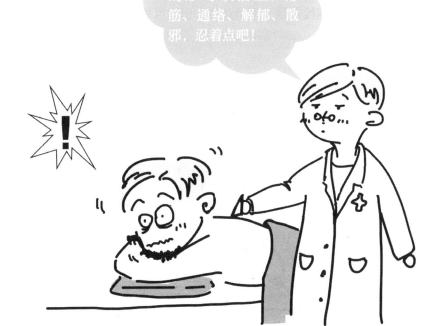

1-刮痧器具

常用的刮痧器具有硬币、瓷碗、药匙、棉纱线、头发、萱麻、刮痧板等，目前最常用的是水牛角刮痧板，因为水牛角具有清热凉血、解毒定惊的作用，不仅在使用上得心应手，而且能增加临床作用。常用刮痧介质有水剂（如温开水等）、油剂（如芝麻油、菜籽油）和活血剂（如红花油、刮痧油等）。

2-常用手法

（1）多选用长方形水牛角刮痧板或其他刮痧工具，刮痧板与皮肤呈45度角。刮时应节奏分明，快慢有序，力度不可太大，应根据病情需要采用补泻或平补平泻手法。

（2）刮拭时应始终保持一个方向刮拭，多从上而下，从内向外，不可来回刮拭。

（3）刮拭多采用直线刮拭，多沿经络，但也可根据病情需求，用刮痧板的角部对穴位进行点穴按压。

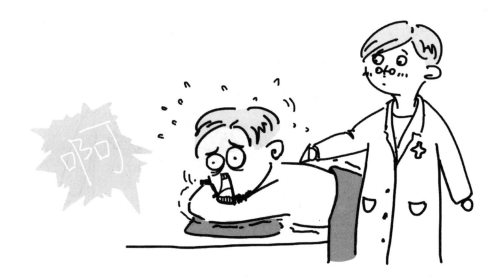

3-刮痧顺序

（1）颈部：颈后部由后发际向下至大椎穴，颈部两侧由耳垂部向下至颈肩部，颈前由颌下向下至天突穴，由上向下反复刮拭。

（2）肩部：由大椎穴及颈肩部向外直刮或斜刮至肩峰部位。

（3）背部：先由大椎沿后背正中的督脉向下直刮至腰骶部，力度应适中；再刮拭两侧的华佗夹脊穴和膀胱经，由上向下顺刮，背部肋间，由内向外斜刮，可刮成鱼骨状。

（4）胸部：由天突穴向下刮至鸠尾穴（剑突下）；胸肋部两侧由内向外沿肋骨间斜刮。

（5）腹部：由鸠尾穴向下直刮至耻骨；腹正中线两侧均由上向下顺刮。

（6）四肢：上、下肢的内、外侧均由上向下顺刮；肘、腘窝处亦由上向下顺刮，但力度可稍大。

刮痧时，应先头部后身体；身体应先肩颈后背部，再胸腹，最后四肢、肘腘窝。

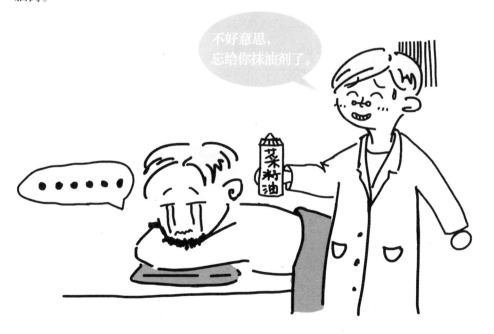

4-适宜病症

（1）感冒、头痛、中暑等常见病。

（2）骨关节退行性病变、疼痛性疾病，如颈椎病、肩周炎、腰肌劳损、坐骨神经痛等。

（3）面部皱纹、皮肤粗糙、雀斑、痤疮等与美容相关的疾病。

5-注意事项

（1）刮痧疗法具有严格的方向、时间、手法、强度和适应证、禁忌证等要求，如操作不当易出现不适反应，甚至病情加重，故应严格遵循操作规范或遵医嘱，不应自行在家中随意操作。

（2）刮痧后1～2天局部出现轻微疼痛、痒感等属正常现象，待上次痧疹消退（约5～7天）后再进行下一次刮痧。

（3）出痧后30分钟忌洗凉水澡。

（4）夏季出痧部位忌风扇或空调直吹，冬季应注意保暖。

（5）胸部乳头、骨折部位、孕妇腰腹部、空腹者，低血糖、过度疲劳、神经紧张、过度虚弱、皮肤易过敏、有出血倾向、严重心衰者，不宜刮痧。

（6）若出现晕刮现象，如头晕、面色苍白、四肢发冷、心慌、恶心呕吐等，应立即平卧，饮用1杯温糖水，迅速用刮痧板刮拭百会穴、人中穴、内关穴、足三里穴、涌泉穴。如无明显好转，要及时到医院诊治。

11

拔罐可以散寒湿、除瘀滞、止肿痛、祛毒热。

拔罐疗法有着悠久的历史，早在马王堆汉墓出土的帛书《五十二病方》中就有记载。拔罐是以罐为工具，利用燃火、抽气等方法产生负压，使之吸附于体表，造成局部瘀血，以达到通经活络、行气活血、消肿止痛、祛风散寒等作用的疗法。拔罐适用于感冒咳嗽、肺炎、哮喘、头痛、胸胁痛、风湿痹痛、腰腿痛、扭伤、胃痛、疮疖肿痛、毒蛇咬伤（排除毒液）等病症。

但需要注意的是，使用时应注意选用罐口光滑、大小适宜的罐，拔罐时间不宜过长。高热、抽搐、痉挛等症，皮肤过敏或溃疡破损处，肌肉瘦削或骨骼凹凸不平及毛发多的部位不宜使用，孕妇腰骶部及腹部均须慎用。

拔罐工具

常用的拔罐工具种类很多，如火罐、抽气罐和水罐等。

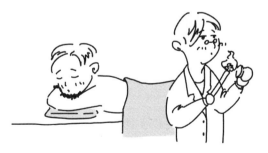

火罐

用镊子将酒精棉球夹住，用酒精灯或蜡烛点燃，在罐内绕一圈后迅速撤出，马上将火罐扣在应拔的部位上，此时罐内已成负压即可吸住。

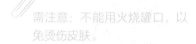
需注意：不能用火烧罐口，以免烫伤皮肤。

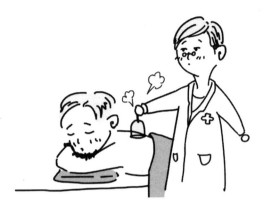

抽气罐

先将抽气罐紧扣在需要拔罐的部位上，用抽气筒抽出罐内空气，使其产生负压，即能吸住。

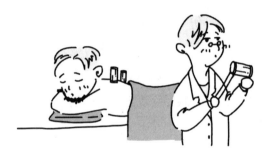

水罐

通常用竹罐，将竹罐放入锅内加水煮沸，使用时用镊子将其夹住并倾倒，甩去水液，或用毛巾紧扣罐口，趁热按在需要拔罐的部位上，即可吸住。

拔罐方法

常用的拔罐方法有留罐、走罐、闪罐和刺络拔罐法等。

开始计时

留罐

将罐吸附在需要拔罐的部位，留置5～10分钟，可用于治疗颈肩腰腿痛、风寒湿痹等。

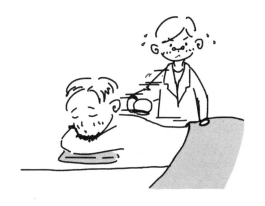

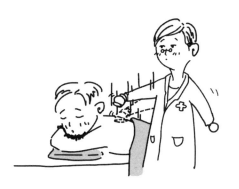

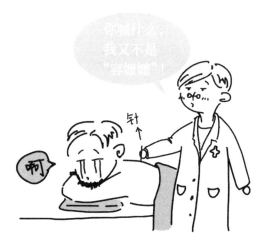

走罐

　　在拔罐前，先在需要拔罐部位的皮肤或罐口上涂一层凡士林、板油等润滑油作为介质，再以闪火法或滴酒法将罐吸附于所选部位的皮肤上，然后，施术者以右手握住罐子，以左手扶住并拉紧皮肤，上下、来回推拉数次，至皮肤潮红，可用于治疗感冒、咳嗽等。

闪罐

　　将罐子扣在需要拔罐的部位上，然后立即取下，再迅速拔住，反复多次地拔上取下，至皮肤潮红，可用于治疗面瘫等。

刺络拔罐

　　先用三棱针或梅花针在局部叩刺或点刺出血，然后再拔罐，以吸出少量血液（3~5毫升），多用于治疗软组织劳损、扭伤、痤疮等皮肤病。

12 艾灸可以行气活血、温通经络。

艾灸疗法就是在穴位上施灸，即将艾绒或辅以其他药物放置在体表的穴位上烧灼温度，借助艾火的热力或药效透入肌肤，通过经络传导，深入脏腑，发挥温经散寒、行气活血、温通经络、回阳固脱、消瘀散结等作用，进而达到防病治病和保健强身的目的。

常见的艾灸方法主要有艾条灸、艾炷灸、温灸筒灸和温灸盒灸。

1-艾条灸

艾条灸是将艾绒卷成圆筒形，用桑皮纸包裹后，将其一端点燃，对准施灸部位施灸的一种方法，常见的操作方法有温和灸、雀啄灸和回旋灸等。

温和灸是将艾条一端点燃，对准施灸穴位，距离皮肤2～3厘米处进行熏烤，使患者局部有温热感而无灼痛感为主的一种灸法，适用于大多数病症。

雀啄灸是艾条点燃后，将艾条对准施灸穴位，像鸟雀啄食一样，一上一下

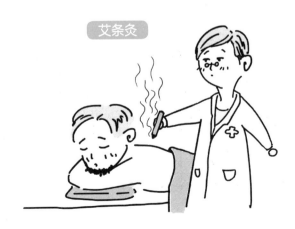

艾条灸

地施灸的一种方法，适用于治疗小儿疾病或急救晕厥。

回旋灸是点燃艾条后，与施灸部位的皮肤保持一定距离，但不固定，艾条向左右方向移动或反复旋转地施灸的方法，适用于风湿疼痛、神经性麻痹及广泛性皮炎。

2-艾炷灸

艾炷灸根据操作方法的不同分为直接灸和间接灸。直接灸又称为明灸，即将艾炷直接放置在皮肤上施灸的一种方法。根据灸后对皮肤的刺激不同，又分为瘢痕灸和着肤灸。施灸时先在施术部位涂以少量凡士林或大蒜液，以增加黏附性和刺激作用，在皮肤上放置艾炷，从上端点燃。当患者感到烫时（瘢痕灸以患者感受到灼痛感为度），用艾炷夹夹去或压灭，换炷再灸。而瘢痕灸一般要等到艾炷燃尽后才移除，燃烧近皮肤时，如果患者有灼痛感，可以用手在穴位四周拍打以减轻疼痛。由于直接灸跟皮肤直接接触，尤其是瘢痕灸更是会化脓，留下灸疮，所以现在很少采用。

间接灸也称隔物灸，是在艾炷与皮肤之间隔垫上某种物品（如生姜、食盐、蒜、葱白等）而施灸的一种方法。所隔的物品包括动植物和矿物，既有单方又有复方，所以治疗时既有了艾灸的作用，又发挥了所隔物品的功效，且适用于多种病症，有特殊疗效，易于临床上应用。

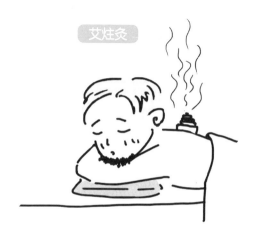

艾炷灸

3-温灸筒灸

温灸筒灸是一种用特制的筒状金属灸具，内装艾绒或药物，点燃后，置于应灸的穴位来回温熨，以局部发热红晕，患者感到舒适为度的一种灸治方法。一般灸15～30分钟。适用于风寒湿痹、腹痛、腹泻、腹胀等。

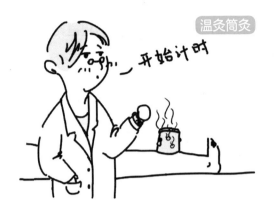

温灸筒灸

4-温灸盒灸

温灸盒灸是用一种特制的盒形木制、铜制灸具，内装艾条固定在一个部位而施灸的一种方法。施灸时，把温灸盒放置在所选部位的中央，点燃艾条后，对准穴位放在铁窗纱上，盖好盖即可（温灸盒盖用于调节温度）。每个穴位灸15～30分钟，并可一次多穴。

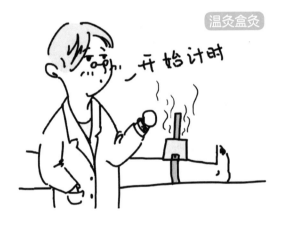

温灸盒灸

需要注意的是，在极度疲劳、过饥、过饱、酒醉、大汗淋漓、情绪不稳定或女性经期等情况下不适合艾灸；无自制能力的人、身体极度虚弱的人、极度消瘦的人不可以艾灸；皮薄、肌肉少、筋肉结聚的部位，孕妇的腰骶部、下腹部，男性和女性的乳头、阴部，关节部位等不可以直接灸；某些传染病、高热、昏迷、抽搐等不可以艾灸。

13 煎服中药避免使用铝、铁质煎煮容器。

中药汤剂质量的优劣与选用的煎药器具有密切的关系。煎煮中药最好选择瓦罐、砂锅类器具，因为这类器皿的材质稳定，导热均匀缓和，不易与药物发生化学反应，不会影响药物的合成与分解，故从古至今一直被沿用。另外，还可以选搪瓷、不锈钢、玻璃等材质的器皿。但是要禁用铁锅、铜锅和铝锅煎药，因为这些材质的化学性质不稳定，在煎煮药时能与中药所含的化学成分发生反应，从而改变药性，影响汤剂的质量，进而降低疗效。

煎煮中药

最好选择瓦罐、砂锅类器具，还可以选搪瓷、不锈钢、玻璃等材质的器皿。

煎煮中药

禁用铁锅、铜锅和铝锅煎药。

2 健康生活方式与行为

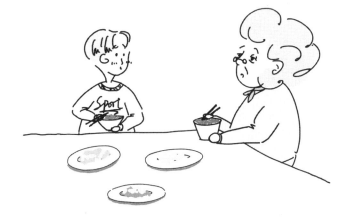

14

保持心态平和，适应社会状态，积极乐观地生活与工作。

中医学认为，情志，即指喜、怒、忧、思、悲、惊、恐等人的七种情绪，由五脏之气所化生，在正常情况下，七情活动对机体生理功能起着协调作用，但如果情志失调，则容易损伤脏腑气血，影响人体健康。《素问·举痛论》曰："百病生于气也，怒则气上，喜则气缓，悲则气消，恐则气下，寒则气收，炅则气泄，惊则气乱，劳则气耗，思则气结。"由此可见，只有调和七情、平和心态，适应社会状态，积极乐观生活和工作，才能保持身心健康。

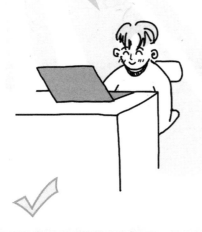
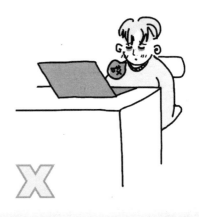

15

起居有常，顺应自然界晨昏昼夜和春夏秋冬的变化规律，并持之以恒。

　　起居有常，是指在日常生活中的作息要顺应自然界的昼夜晨昏和春夏秋冬的变化规律，并要持之以恒。

　　中医学认为，一日之内随着昼夜晨昏阴阳消长的变化，人体的阴阳气血也在进行相应的调节而与之适应。在白天，人体的阳气运行于外，推动着人体的脏腑组织器官进行各种功能活动，因此白天是学习和工作的最佳时间。在晚上，人体的阳气内敛而趋向于里，有利于机体休息，恢复精力，因此夜晚是休息的适宜时间。一日的起居有常就是要按照"日出而作，日落而息"的原则安排每天的作息时间。

　　一年的起居有常是要按照春、夏、秋、冬四季变化的规律对日常生活进行适当地调整。随着一年四季春温、夏热、秋凉、冬寒的气候变化，自然界阴阳消长也随之变化，出现了春生、夏长、秋收、冬藏的生长规律，因而人体应顺应四季变化来调养阴阳气血，适当调节自己的起居规律，做到合理作息，不熬夜，根据四时气温变化慎重选择穿衣保暖。

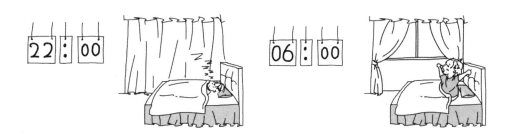

× **365** = 持之以恒

16

四季起居要点：春季、夏季宜晚睡早起，秋季宜早睡早起，冬季宜早睡晚起。

中医学认为，春夏养阳，秋冬养阴，因此春夏季节宜晚睡早起，秋季宜早睡早起，冬季宜早睡晚起。

春夏之季，天气由寒转暖，由暖转热，正是人体阳气生长之时，因此应适当晚睡早起，增加室外活动时间，使阳气能够顺应季节和天气的变化，从而升发调达。

秋冬之季，天气由热转凉，由凉转寒，人体的阳气正处于收藏的状态，因此应适当早睡早起或早睡晚起，注意防寒保暖，减少户外活动，以固护阳气，使阳气不至外泄。

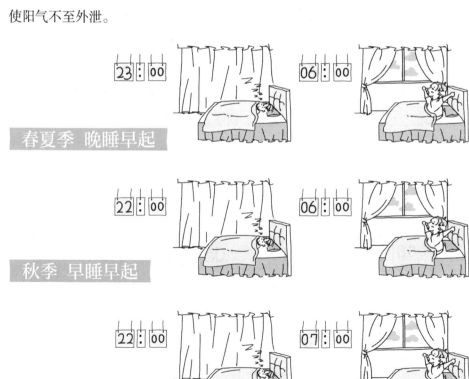

春夏季 晚睡早起

秋季 早睡早起

冬季 早睡晚起

2 健康生活方式与行为

17

饮食要注意谷类、蔬菜、水果、禽肉等营养要素的均衡搭配，不要偏食偏嗜。

《黄帝内经》曰："五谷为养、五畜为益、五果为助、五菜为充，气味合而服之，以补益精气。"意思是说，我们的日常饮食应该注意谷类、禽肉、蔬菜、水果等营养要素的均衡搭配，才能补充人体的气血精微，促进脾胃正常的消化功能，从而达到保健的目的。

《中国居民膳食指南（2016）》提出："食物多样，谷类为主；吃动平衡，健康体重；多吃蔬菜、奶类、大豆；适量吃鱼、禽、蛋、瘦肉；少盐少油，控糖限酒；杜绝浪费，兴新食尚。"因此，为了我们的身体健康，应做到合理饮食，依据"粗细搭配，以粗为主；荤素搭配，以素为主；酸碱搭配，以碱为主"的原则，均衡营养，不偏食偏嗜。

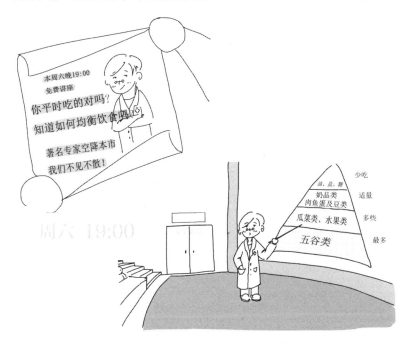

18

饮食宜细嚼慢咽，勿暴饮暴食，用餐时应专心，并保持心情愉快。

健康科学的饮食除了要合理搭配，还应讲究饮食的方法，做到饮食有节，即注意控制进食的量和时间，如要细嚼慢咽，不能暴饮暴食，用餐时应专心，并保持愉快心情的习惯。

良好的饮食习惯是保健的一个重要方面，有利于身体健康生长、发育；反之，则会影响人体健康。

细嚼慢咽，可以帮助脾胃对食物充分消化吸收，减轻胃肠负担。而暴饮暴食则容易增加胃肠负担，不利于食物的消化吸收，进而损伤脾胃功能。同时，用餐时还应做到专心，并保持心情愉快，因为这样可以增加我们的食欲，有助于胃液分泌和胃肠蠕动，促进食物的消化和吸收。

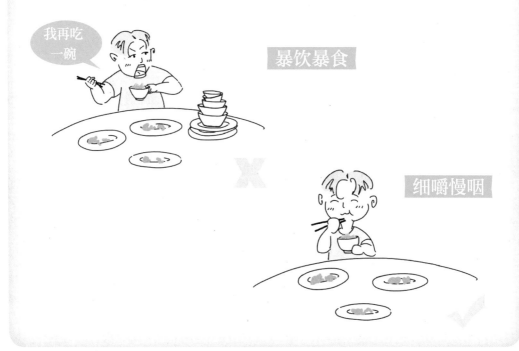

19

早餐要好，午餐要饱，晚餐要少。

清晨，人体经过一夜的睡眠，食物已经被充分消化吸收了，胃肠处于相对空虚的状态，需要补充热量和营养，因此早餐要吃好。建议早餐选择容易消化吸收的食物，最好是体积小又富含热量的食物，并且要注意干、稀搭配。

到了中午，午饭具有承上启下的作用，上午的活动告一段落，下午仍需继续进行，白天能量消耗较大，应当及时得到补充，因此午餐要吃饱，但不宜过饱，否则会加重胃肠负担，影响机体正常活动和健康。

等到傍晚，人体的活动量会逐渐减少，并且接近睡眠时间，如果晚餐进食过饱，容易使食物停滞于胃，导致消化不良，从而影响睡眠，因此晚餐要少吃。同时，建议晚餐后最好可以进行低强度的活动，如散步等，这样不仅有利于食物消化，而且有助于睡眠。

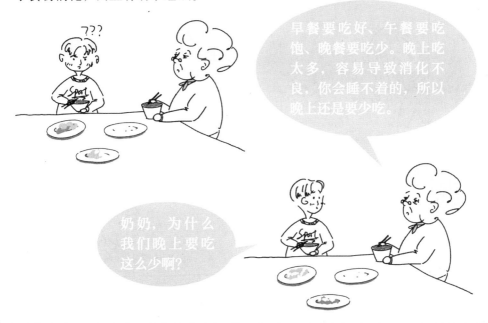

20

饭前洗手，饭后漱口。

日常生活中，我们从事的各项活动，比如倒垃圾、擦玻璃、玩积木、穿鞋、洗脚等，都需要手的帮忙。但与此同时，手很容易沾染各种病原微生物，比如细菌、病毒、寄生虫卵等。如果吃饭前不洗手，这些细菌或者寄生虫卵就会随食物进入体内，不断繁殖，损伤胃肠道、肺部、大脑等器官，引发肠炎、痢疾、蛔虫病等消化道传染病。因此饭前洗手很重要。

吃完饭后，一些食物残渣会留在牙齿缝隙之间，如果此时没有及时漱口或刷牙，时间久了，这些食物残渣会在口腔中发酵，产生细菌和酸性物质，腐蚀牙齿，引起口臭、龋齿、牙周炎等口腔疾病，进而影响身体健康。因此，饭后漱口必不可少，建议最好是在饭后半小时内漱口。

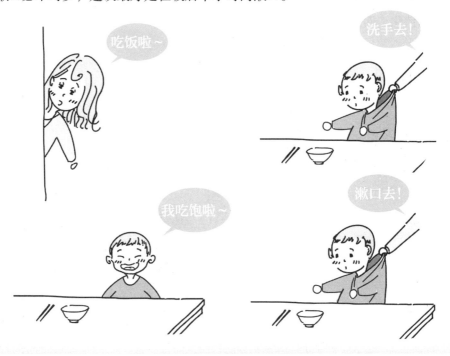

21

妇女有月经期、妊娠期、哺乳期和更年期等生理周期，养生保健各有特点。

妇女有月经期、妊娠期、哺乳期和更年期等生理周期，因此应根据不同的生理周期及生理特点，采取适宜的养生保健方法。

月经期保健要做到保持清洁，如勤洗勤换内裤并置于日光下晒干，勤换卫生巾，洗浴宜淋浴，不可盆浴、游泳，严禁房事、阴道检查等；寒温适宜，如注意保暖，避免受寒、涉水、淋雨等，严禁冷水浴，忌在烈日高温下劳动等；合理饮食，如多吃清淡而富有营养的食物，忌食生冷、酸辣辛热香燥之品；调和情志，避免生气或烦躁易怒等情绪；适量活动，避免过度紧张疲劳、剧烈运动及重体力劳动。

妊娠期保健要做到休息静养，劳逸适度，休息环境必须清洁安静，室内要温暖舒适、空气流通；增加营养，饮食有节，清淡可口、易于消化吸收、富有营养为宜，忌食生冷、辛辣、油腻的食物；讲究卫生，保持清洁，如有恶露排出时宜勤换会阴垫，每晚用温开水清洗外阴等。

哺乳期保健要做到产后早接触、早吸吮；保持心情舒畅，防止产后抑郁；合理饮食，均衡营养，忌食辛辣、生冷等食物，必要时补充钙等营养素；注意乳房卫生，及时清洁乳房，避免发生乳房疾病；劳逸结合，节制房事等。

更年期是女性一生必然要经历的阶段，常常会有月经不规律、潮热、盗汗、失眠、尿频、尿急、腰酸背痛、烦躁易怒或抑郁忧愁等表现。因此，更年期的养生保健很重要，要做到保持乐观情绪，学会自我稳定情绪；饮食宜多食鸡蛋、动物内脏、瘦肉、牛奶等高蛋白食物，菠菜、油菜、西红柿、桃、橘等绿叶蔬菜和水果，小米、玉米面、麦片等粗粮，控制盐的摄入，少吃甜食，忌食咖啡、浓茶、酒等刺激性食物，注意补充蛋白质、铁、维生素A、维生素C、维生素B$_{12}$和叶酸，多补充钙质，预防骨质疏松；劳逸结合，保证充足的睡眠和休息，避免剧烈运动；定期做好身体检查，必要时咨询专业医生进行调理和治疗。

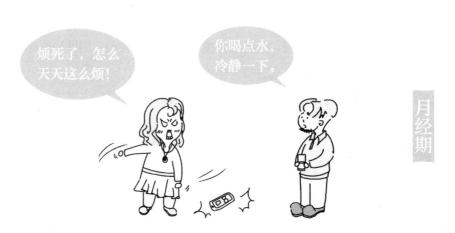

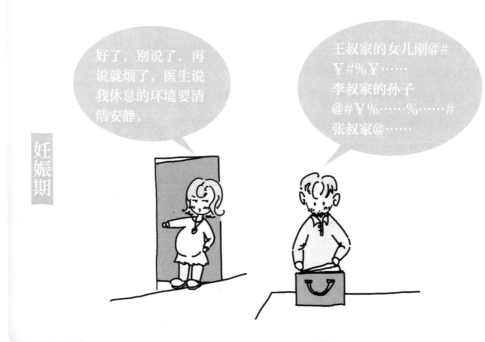

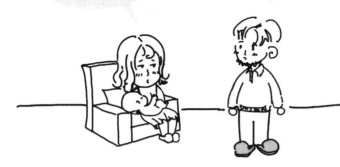

现在哺乳期还不能
吃辛辣生冷的食物。

我要出去买点东西，
你有没有想吃的？要
不要给你买点你喜欢
吃的冰淇淋和麻辣香
锅回来？

哺乳期

更年期

情绪不稳定

月经不规律　　失眠　盗汗　　尿频尿急

腰酸背痛

更年期的养生保健很重要，要保持乐观情绪，注意饮食，保持充
足的睡眠和休息，定期做好身体检查。

22

不抽烟，慎饮酒，可减少相关疾病的发生。

吸烟会产生大量有害物质，损害心、肺、胃等器官，引起呼吸困难、咳嗽、胸闷、胸痛、胃炎等不适，甚至会威胁生命。同时，被动吸烟也同样具有严重的危害，尤其是对婴幼儿、青少年和妇女尤为严重。被动吸烟可以影响儿

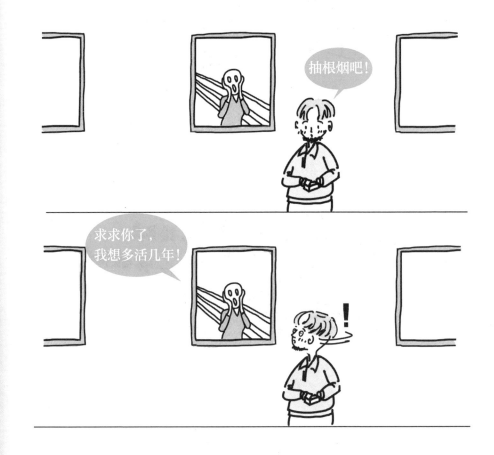

童生长发育，导致孕妇流产、死胎，增加呼吸系统疾病、肺癌、心血管疾病的发病率。

适量饮酒具有温通经脉、健脾暖胃、祛寒湿等作用，有助于养生保健和预防疾病。但是，过量饮酒则对人体健康产生严重的危害。过量饮酒会损伤肝脏，引起肝炎、酒精肝、肝硬化等疾病；还会损伤心脏、脾脏、胰腺、肾脏，导致高血压、中风、胰腺炎、心血管疾病和前列腺炎，甚至影响性功能。此外，长期酗酒还会导致酒精依赖和酒精中毒，损伤中枢神经系统，出现幻觉和妄想症等。

因此，为了自己和家人的健康，应做到不抽烟、慎饮酒。

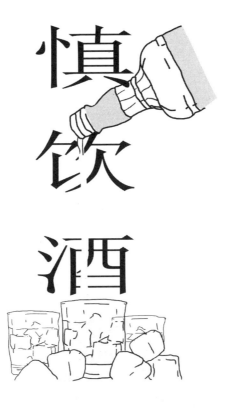

23

人老脚先老，足浴有较好的养生保健功效。

　　足部是人体经络汇聚的地方之一，被称为人体的"第二个心脏"。中医古籍中记载："人之有脚，犹似树之有根，树枯根先竭，人老脚先衰。"可见，脚的衰老是人体衰老的信号。因此，足部也需要养生保健。

　　足浴可以促进血液循环，具有温煦脏腑、通经活络、运行气血的功效，从而达到增强心脑血管功能、改善睡眠、消除疲劳、增强人体抵抗力等保健目的。足浴时，要注意温度适中（保持在42℃为宜），时间以20～30分钟为宜。最好不要在饭前、饭后30分钟内进行足浴，防止影响胃肠消化功能。

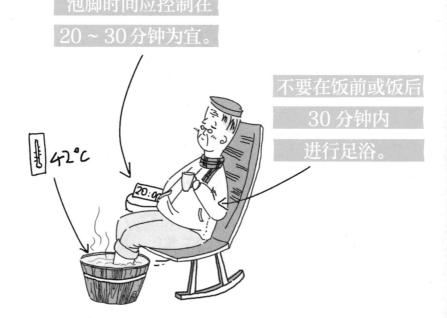

泡脚时间应控制在
20～30分钟为宜。

不要在饭前或饭后
30分钟内
进行足浴。

42℃

24

节制房事，欲不可禁，亦不可纵。

房事养生是根据人体的生理特点和生命的规律，采取健康的性行为，以防病保健，提高生活质量，从而达到健康长寿的目的。中医学认为，房事养生总以"欲不可禁，亦不可纵，要有时、有节，慎房事"为原则。顺应四时的气候变化，根据人体的阴阳消长，科学、合理地调整房事，有利于保肾固精、延年益寿。例如冬季阳气潜藏，故应该节制房事，以免体内精气过多外泄，影响身体健康。

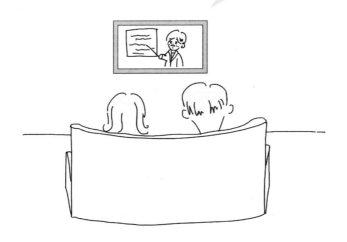

中医学认为，房事养生总以"欲不可禁，亦不可纵，要有时、有节，慎房事"为原则。

25 体质虚弱者可在冬季适当进补。

冬季天气寒冷，人体阳气潜藏，阴气渐重，对于体质虚弱的人来说，冬季寒冷的天气会加剧机体功能减退，降低对身体的抵抗力，适当进补可以提高机体的御寒能力，增强机体免疫功能，有利于机体功能的恢复。

因此，冬季饮食要以"藏热量"为目的，摄取食物以温性、热性为宜，可以适当多吃羊肉、牛肉、虾仁、韭菜等温肾补阳，芝麻、黑豆、海参等填精益髓。另外，冬季还要注意适当补充蛋白质、脂肪、糖、矿物质、维生素等营养素，如玉米、小麦、粳米、黄豆等谷物、豆类，萝卜、香菜、大蒜等蔬菜。

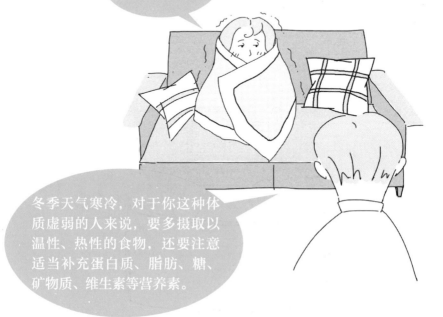

医生……我怎么这么冷啊……

冬季天气寒冷，对于你这种体质虚弱的人来说，要多摄取以温性、热性的食物，还要注意适当补充蛋白质、脂肪、糖、矿物质、维生素等营养素。

26　小儿喂养不要过饱。

　　小儿生长发育迅速，体格、智力以及脏腑功能均不断地趋向完善成熟、对各种营养物质的需要量较多，因此饮食要以营养充足、适应并促进发育为原则，注意食物品种的多样化及粗细粮、荤素菜的合理搭配。

　　然而，脾胃为后天之本，通常来说小儿的脾胃较弱，因此在给小儿喂食时，要把握好量，以"七分饱"为宜。如果小儿进食过饱，会加重胃肠负担，损伤脾胃，妨碍营养物质的消化吸收，影响生长发育，不利于食物的消化吸收，从而影响小儿的生长发育。

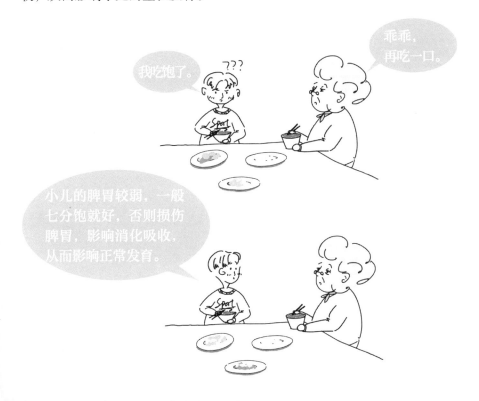

常用养生
保健内容

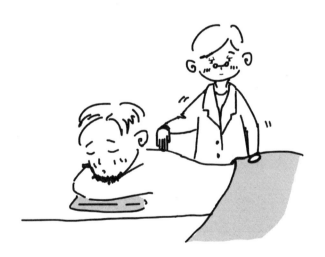

27

情志养生：通过控制和调节情绪以达到身心安宁、情绪愉快的养生方法。

所谓情志，即指喜、怒、忧、思、悲、惊、恐等人的七种情绪，也称为"七情"。七情六欲，人皆有之，在一般情况下，属于正常的精神生理现象。因为愤怒、悲伤、忧思、焦虑、恐惧等不良情绪压抑在心中而不能充分疏泄，便对健康有害，甚至会引起疾病。若能恰当而有目的、合理地使用感情，则有益于健康。

"喜怒无常，过之为害"，七情太过则会损伤脏腑。情绪波动太大、太激烈，如狂喜、大怒、大恐等，或七情持续时间太长、太久，如久思、久悲等，均可导致情志失常，进而引发身心疾病。因此，情志养生很重要，它是通过控制和调节情绪以达到身心安宁、情绪愉快的效果。下面介绍几种情志养生的方法。

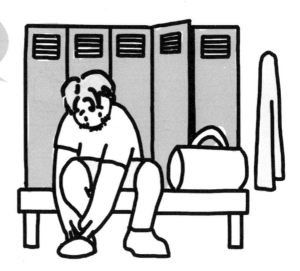

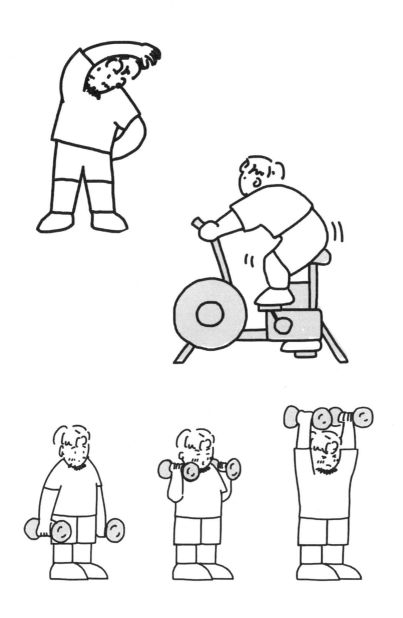

1-节制法

节制法就是调和、节制情感，防止七情过极，达到心理平衡，要做到遇事戒怒、宠辱不惊，善于自我调节情感，以便养神治身。对外界的事物刺激，既要有所感受，又要思想安定，七情平和，明辨是非，保持安和的处世态度和稳定的心理状态。

2-疏泄法

疏泄法就是把积聚、抑郁在心中的不良情绪，通过适当的方式宣达、发泄出会，以尽快恢复心理平衡。例如，当遇到不幸，悲痛万分时，不妨大哭一场；遭逢挫折，心情压抑时，可以通过急促、强烈、粗犷、无拘无束的喊叫，将内心的郁积发泄出来，从而使精神状态和心理状态恢复平衡；出现不良情绪时，借助于别人的疏导，把闷在心里的郁闷宣散出来。

3-转移法

转移法，又称移情法，即通过一定的方法和措施改变人的思想焦点，或改变其周围环境，使其与不良刺激因素脱离接触，从而从情感纠葛中解放出来，或转移到另外的事物上。例如，在心情不快、痛苦不解时，可以到环境优美的公园或视野开阔的地方漫步散心，驱除烦恼；情绪不佳时，也可以听听适宜的音乐，观赏一场幽默的相声或喜剧，以消除苦闷，精神振奋；情绪激动与别人争吵时，可以参加一些体育锻炼，如打球、散步、爬山等，或练太极拳、太极剑、导引保健功等，使人心情愉快，精神饱满。

4-情志制约法

情志制约法，又称以情胜情法，是根据情志及五脏间存在的阴阳五行生克原理，用互相制约、互相克制的情志，来转移和干扰原来对机体有害的情志，借以达到协调情志的目的。例如，怒伤，以忧胜之，以恐解之；喜伤，以恐胜之，以怒解之；忧伤，以喜胜之，以怒解之；恐伤，以思胜之，以忧解之；惊伤，以忧胜之，以恐解之。

28

饮食养生：根据个人体质类型，通过改变饮食方式，选择合适的食物，从而获得健康的养生方法。

饮食养生，就是按照中医理论，调整饮食，注意饮食宜忌，合理地摄取食物，以增进健康，益寿延年的养生方法，其在于通过合理而适度地补充营养，以补益精气，并通过饮食调配，纠正脏腑阴阳之偏颇，从而增进机体健康、抗衰延寿。

饮食养生，需要遵循一定的原则：一要"和五味"，即食不可偏，要合理配膳，全面营养，例如以谷类为主食品，肉类为副食品，用蔬菜来充实，以水果为辅助；二要"有节制"，即不可过饱，亦不可过饥，食量适中，方能收到养生的效果；三要注意饮食卫生，饮食宜新鲜，以熟食为主，注意饮食禁忌，防止病从口入；四要因时、因人而宜，根据不同情况、不同体质，采取不同的配膳营养，例如体胖之人，多有痰湿，故饮食宜清淡，而肥甘油腻则不宜多食；体瘦之人，多阴虚内热，故在饮食上宜多吃甘润生津的食品，而辛辣燥烈之品则不宜多食。

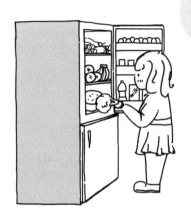

明天做点什么呢……番茄牛腩……炒西兰花……紫菜蛋花汤……再弄个……

29

运动养生：通过练习中医传统保健项目的方式来维护健康、增强体质、延长寿命、延缓衰老的养生方法，常见的养生保健项目有太极拳、八段锦、五禽戏、六字诀等。

运动养生是通过活动身体来维护健康、增强体质、延长寿命、延缓衰老的养生方法。中医将精、气、神称为"三宝"，与人体生命息息相关。运动养生则紧紧抓住了这三个环节，调意识以养神；以意领气，调呼吸以练气，以气行推动血运，周流全身；以气导形，通过形体、筋骨关节的运动，使周身经脉畅通，营养整个机体。

常见的养生保健项目有太极拳、八段锦、五禽戏、六字诀等。

1-太极拳

太极拳是一种意识、呼吸、动作密切结合的运动，"以意领气以气运身"，用意念指挥身体的活动，用呼吸协调动作，融武术、气功、导引于一体，是"内外合一"的内功拳。练太极拳要精神专注，排除杂念，将神收敛于内，而不被他事分神；以呼吸协同动作，气沉丹田，以激发内气营运于身；以意领气，以气运身，内气发于丹田，通过旋腰转脊的动作带动全身，即所谓"以腰为轴""一动无有不动"。

2-八段锦

八段锦是一种将形体活动与呼吸运动相结合的气功功法。活动肢体可以舒展筋骨，疏通经络；与呼吸相合，则可行气活血、周流营卫、斡旋气机，经常练习八段锦可起到保健、防病治病的作用。八段锦的每一段都有锻炼的重点，综合起来对五官、头颈、躯干、四肢、腰、腹等全身各部位进行了锻炼，对相应的内脏以及气血、经络起到了保健、调理作用，是机体全面调养的健身功法。

3-五禽戏

五禽戏是一种气功功法，它要求意守、调息和动形谐调配合。意守可以使精神宁静，神静则可以培育真气；调息可以行气，通调经脉；动形可以强筋骨，利关节。由于是模仿五种禽兽（虎、鹿、熊、猿、鸟）的动作，所以，意守的部位有所不同，动作不同，所起的作用也有所区别。虎戏有益肾强腰、壮骨生髓的作用，可通督脉、祛风邪；鹿戏可以引气周营于身，通经络、行血脉、舒展筋骨；熊戏可以使头脑虚静，意气相合，真气贯通，并有健脾益胃之功效；猿戏可以灵活肢体；鸟戏可以调达气血，疏通经络，活动筋骨关节。

4-六字诀

六字诀是一种吐纳法，通过呬、呵、呼、嘘、吹、嘻六个字的不同发音口型，唇齿喉舌的用力不同，以牵动脏腑、经络、气血的运行。呬字功补肺气，适用于外感风寒、发热咳嗽、呼吸急促而气短、尿频等症；呵字功补心气，适用于心悸、心绞痛、失眠、健忘、盗汗、口舌糜烂、舌强语言塞等症；呼字功培脾气，适用于腹胀、腹泻、乏力、食欲不振、肌肉萎缩、水肿等症；嘘字功平肝气，适用于两目干涩、食欲不振、头目眩晕、肝大、胸胁胀闷等症；吹字功补肾气，适用于腰膝酸软、盗汗、遗精、阳痿、早泄、子宫虚寒等症；嘻字功理三焦，适用于三焦不畅所致的眩晕、耳鸣、喉痛、胸腹胀闷、小便不利等症。

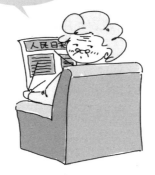

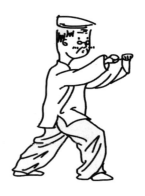

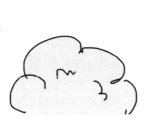

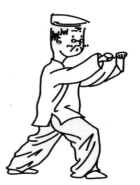

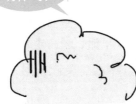

30

时令养生：按照春夏秋冬四时节令
的变化，采用相应的养生方法。

时令养生，也称因时养生，是按照时令节气的阴阳变化规律，运用相应的养生手段保证健康长寿的方法。

1-时令养生的原则

（1）春夏养阳，秋冬养阴：春夏两季，天气由寒转暖，由暖转暑，是人体阳气生长之时，故应以调养阳气为主，避免身体受到风、凉、生、冷等刺激；秋冬两季，气候逐渐变凉，是人体阳气收敛，阴精潜藏于内之时，故应以保养阴精为主，避免因纵欲过度而损伤体内阴气。春夏养阳，秋冬养阴，是建立在阴阳互根规律基础之上的养生防病的积极措施。

（2）春捂秋冻：春季，阳气初生而未盛，阴气始减而未衰。此时人体肌表虽应气候转暖而开始疏泄，但其抗寒能力相对较差，为防春寒、气温骤降，必须注意保暖御寒，使阳气不致受到伤害，逐渐得以强盛，即所谓"春捂"。秋季，阴气初生而未盛，阳气始减而未衰，气温开始逐渐降低，人体阳气开始收敛，为冬时藏精创造条件。此时人体肌表处于疏泄与致密交替之际，不宜添衣过多，以免妨碍阳气的收敛。同时，此时若能适当地接受一些冷空气的刺激，不但有利于肌表之致密和阳气的潜藏，还有助于增强人体的应激能力和耐寒能力。因此，秋天宜"冻"。

（3）慎避虚邪：人体适应气候变化以保持正常生理活动的能力是有一定限度的，尤其在天气剧变，出现反常气候之时，更容易感邪发病。因此，在因时养护正气的同时，还需要注意避免外邪的入侵。例如二十四节气中的立春、立夏、立秋、立冬、春分、秋分、夏至、冬至八个节气，是季节气候变化的转折点，体弱多病的人往往在交节时刻感到不适或引发疾病，甚至死亡。因此，要注意交节变化，防止外邪侵袭，做到劳逸结合、保持乐观情绪、合理饮食。

2-四季养生的方法

春季养生

在精神、饮食、起居诸方面，都必须顺应春天阳气升发，万物始生的特点，注意保护阳气，着眼于一个"生"字。

精神养生：要做到心胸开阔，乐观愉快，对于自然万物要"生而勿杀，于而勿夺，赏而不罚"；也可以踏青问柳、登山赏花、临溪戏水、行歌舞风，以陶冶性情。

起居调养：宜晚睡早起，注意保暖。

饮食调养：宜食辛甘发散之品，如麦、枣、豉、花生、葱、香菜等，而不宜食酸收之味。

运动调养：尽量多活动，加强体育锻炼，如打球、跑步、打拳、做操等。

防病保健：要做到讲卫生，除害虫，消灭传染源；多开窗户，使室内空气流通；加强保健锻炼，提高机体的防御能力。

夏季养生

要顺应夏季阳盛于外的特点，注意养护阳气，着眼于一个"长"字。

精神养生：应神清气和，快乐欢畅，胸怀宽阔，精神饱满，对外界事物要有浓厚兴趣，培养乐观外向的性格。

起居调养：宜晚睡早起，安排午睡时间，不宜夜晚外出；安排劳动或体育锻炼时，要避开烈日炽热之时，并注意加强防护；每天洗一次温水澡，勤洗、勤换、勤晒衣物；开空调时，室内外温差不宜过大。

饮食调养： 宜多食酸味以固表，多食咸味以补心，少食生冷食物，要讲究饮食卫生，谨防病从口入。西瓜、绿豆汤、乌梅小豆汤为解渴消暑佳品，但不宜冰镇。

运动调养： 最好在清晨或傍晚较凉爽时进行锻炼，场地宜选择空气新鲜处，避免剧烈运动。出汗过多时，可适当饮用盐开水或绿豆盐汤，切不可饮用大量凉开水，也不要立即用冷水冲头、淋浴。

防病保健： 预防暑热伤人，引起疰夏、中暑等病。如果出现全身明显乏力、头昏、胸闷、心悸、注意力不能集中、大量出汗、四肢发麻、口渴，恶心等症状，是中暑的先兆。应立即将患者移至通风处休息，给患者喝些淡盐开水或绿豆汤，或用西瓜汁、芦根水、酸梅汤，效果更好。另外，夏季"三伏天"是防治慢性支气管炎、肺气肿、支气管哮喘、腹泻、痹证等冬季易发作的慢性病的最佳时机，可以到正规医院行"三伏贴"治疗，尤其是对老年性慢性支气管炎的治疗效果最显著。

秋季养生

应着眼于一个"养"字。

精神养生： 要培养乐观情绪，保持神志安宁，收敛神气。

起居调养： 宜早睡早起，根据气温变化酌情增减衣物。

饮食调养： 宜收不宜散，以滋阴润肺为佳，可适当多食酸味果蔬，或芝麻、糯米、粳米、蜂蜜、枇杷、菠萝、乳品等柔润食物，少食葱、姜等辛味之品。

运动调养：适合进行各种运动锻炼，可根据个人具体情况选择不同的锻炼项目。

防病保健：预防肠炎、痢疾、疟疾、流行性乙型脑炎（乙脑）等病，要做到注意环境卫生，消灭蚊蝇；注意饮食卫生，不喝生水，不吃腐败变质和被污染的食物；按时接种乙脑疫苗。另外，建议适当多摄入维生素，也可适量服用人参、沙参、西洋参、百合、杏仁、川贝等宣肺化痰、滋阴益气的中药，以缓解秋燥。

冬季养生
应着眼于一个"藏"字。
❄

精神养生：保持精神安静，控制情志活动。

起居调养：宜早睡晚起，注意防寒保暖，节制房事。

饮食调养：不宜食生冷、燥热之品，宜食用滋阴潜阳、热量较高的食物（如谷类、羊肉、鳖、龟、木耳等），多吃新鲜蔬菜，要控制食盐的摄入量。

运动调养：坚持锻炼，但要避免在大风、大寒、大雪、雾露中锻炼，最好在室内进行。

防病保健：冬季是进补强身的最佳时机，可根据体质、年龄、性别等具体情况进行食补或药补。可适当服用中药预防麻疹、白喉、流行性感冒（流感）、腮腺炎等疾病，如大青叶、板蓝根对流感、麻疹、腮腺炎有预防作用；黄芩可预防猩红热；兰花草、鱼腥草可预防百日咳；生牛膝能预防白喉。另外，要注意防寒保暖，防止冻伤，预防慢性支气管炎、支气管哮喘、心脑血管疾病等发生。

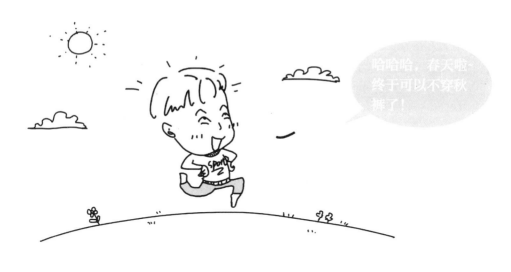

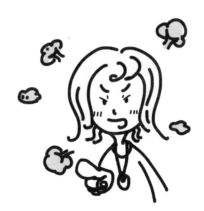

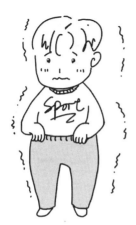

31

经穴养生：根据中医经络理论，按照中医经络和腧穴的功效主治，采取针、灸、推拿、按摩、运动等方式，达到疏通经络、调和阴阳的养生方法。

经络是以手、足三阴和三阳经以及任、督二脉为主体，遍布全身的一个综合系统，内联五脏六腑，外布五官七窍、四肢百骸，沟通表里、上下、内外，将人体的各部分连接成有机的、与自然界阴阳属性密不可分的整体。腧穴（穴位）是人体经络线上特殊的点区部位，也是人体脏腑经络气血输注出入的特殊部位，具有反应病痛、感受刺激、防治疾病等作用。经穴养生就是按照中医经络和腧穴的功效主治，采取针、灸、推拿、按摩、运动等方式，达到疏通经络、调和阴阳的养生方法。

经穴养生方法实用易行且安全有效，适合大多数人学习使用。经穴养生八段功是一套根据经穴养生理论总结的养生方法，经常练习有助于祛病保健、延年益寿。

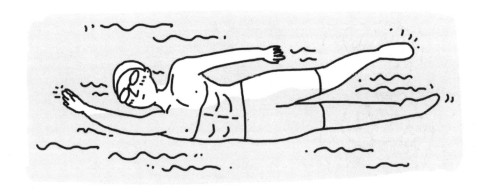

运动

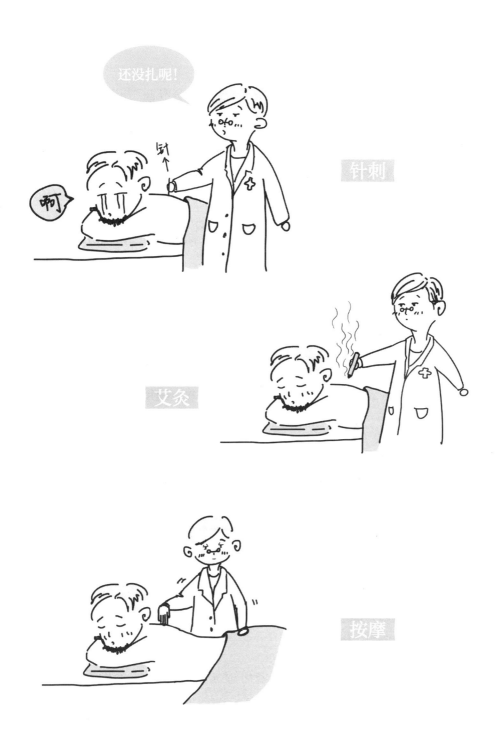

第一段　按摩头面功

功法 —— 站姿或坐姿，意念集中在头面部，自然呼吸。先用双手十指前端敲击头部，用力适度，依次从前发际向后发际，从中央到两侧耳根，敲打2～3分钟。接着用双手十指梳头2～3分钟，顺序同上。然后干洗脸，从上到下，从中向外，重点搓揉眼周、鼻翼、下颏、耳郭前后，按摩2～3分钟。

功效 —— 活血化瘀，健脑提神，养颜护发，明目通窍。适用于防治头痛、眩晕、耳鸣、颈椎病、脱发等。

第二段　拍打大椎功

功法 —— 站姿，意念集中在大椎穴。两手掌分别交替向同侧后甩，用掌面拍打大椎部位，左右各20次，或反复多次，稍用力，以局部发热有痛感为度。

功效 —— 通经活络，振奋阳气，散风解表，除痹起痿。适用于防治感冒、头痛、肩背酸痛、劳伤、延缓大脑衰老等。

第三段　捶打胸背功

功法 —— 站姿，两足分开同肩宽，意念在前胸后背。两手握空拳，一前一后捶打前胸的膻中穴、玉堂穴和后背的至阳穴、灵台穴，各30次。双臂放松自如，用力适度。

功效 —— 活血通络，宽胸宣肺，疏肝理气，散结止痛。适用于防治咳嗽、气喘、胸痹、胸闷、腰背胀痛等。

第四段　叩打双臂功

功法—— 站姿或坐姿，意念集中在被叩打经穴上。首先，叩打上臂前侧大肠经循行部位。左臂伸直下垂，桡侧朝前，右手轻握拳，叩打左臂大肠经线路，经合谷穴、温溜穴、曲池穴、五里穴、肩髃穴，上下往复20次。同样，左手叩打右臂大肠经穴。然后，叩打上臂内侧心包经循行部位。左臂伸直前举，手心朝上，右手轻握拳，叩打左臂心包经线路，经天池穴、天泉穴、曲泽穴、内关穴、劳宫穴，上下往复20次。同样，左手叩打右臂心包经穴。

功效—— 补益心肺，改善循环，促进代谢，降脂排毒。适用于防治心悸、胸闷、气短、手臂酸痛无力、头面部生斑长痘等。

第五段　掌摩腹部功

功法—— 站姿，两足分开同肩宽，或仰卧姿。宜空腹，意念集中在腹部丹田。右手掌抚按于神阙穴、气海穴，五指分开，左手掌重叠其上，环旋摩揉100次，适当用力。然后左、右手交换，再旋揉100次。大便正常或便秘者顺时针旋转，稀便或慢性腹泻者逆时针旋转。

功效—— 培元固本，益精壮阳，补中益气，通利二便。适用于防治畏寒肢冷、肾虚阳痿、脘腹冷痛、气虚倦怠、疝气、脱肛及妇女冲任不调等。

第六段　敲打大腿功

功法—— 自然站立，意念集中在被敲打经穴。右脚踏在矮凳上，使膝关节弯曲90度左右。右手握拳，敲打右侧胆经的大腿外侧段。自巨髎穴、环跳穴开始，向前经风市穴、中渎穴至膝阳关穴，从后向前反复用力敲打50次。同样，左手握拳敲打左侧50次。

功效 —— 益气活血，温经散寒，疏肝利胆，降脂减肥。适用于防治寒湿性腰腿痛、高脂血症、脂肪肝、胆囊炎、胆结石等。

第七段　揉打下肢功

功法 —— 坐在矮凳上，身体自然放松，两足略向前分开。意念集中在被揉打经穴上。首先，双手指合拢呈杵状，击打两下肢前外侧的胃经循行部位，上自髀关穴，向下经伏兔穴、梁丘穴、足三里穴至丰隆穴，左右同时进行，从上到下击打20遍，再对每穴位重揉1~2分钟。适当用力，以感到酸困为佳。然后，用两拇指指腹，分别按揉双下肢内后侧的肾经循行部位，下自涌泉穴，向上经太溪穴、复溜穴、筑宾穴至阴谷穴，从下至上按揉20遍，左右同时进行，其余四指并拢附于外侧，辅助拇指增大力度。

功效 —— 健脾补肾，滋阴壮阳，益气养血，通经活络。适用于防治脾胃功能失调、虚劳倦怠、肾虚腰酸腿软、性功能减退等。

第八段　单足独立功

功法 —— 自然放松站立，双目微闭，双臂略向外侧下垂，先以左脚为支撑点，单足站立，意念集中在左脚。汇气血于左脚，全神贯注，维持平衡。坚持站立数秒至1~2分钟，然后以右脚为支撑点，单足站立，方法同左脚。双足交替进行约20次。

32

体质养生：根据不同体质的特征制定适合自己的日常养生方法，常见的体质类型有平和质、阳虚质、阴虚质、气虚质、痰湿质、湿热质、血瘀质、气郁质、特禀质九种。

　　体质是禀受于先天，受后天影响，在生长、发育过程中所形成的与自然、社会环境相适应的人体形态结构、生理功能和心理因素的综合的相对稳定的固有特征。体质养生，是指在中医理论指导下，根据不同的体质，采用相应的养生方法和措施，纠正其体质上之偏，达到防病延年的目的。常见的体质类型主要有平和质、阳虚质、阴虚质、气虚质、痰湿质、湿热质、血瘀质、气郁质、特禀质九种。

1-平和体质养生

体质特点　　体型匀称健壮，面色红润、有光泽，目光有神，鼻色明润，嗅觉通利，唇色红润，头发润泽稠密，食欲、睡眠良好，精力充沛，不易疲劳，二便正常，舌淡红苔薄白，脉和有神。

养生方法　　**饮食调养方面**，宜清淡平和，不偏食，适当选用缓补阴阳的食物，如薏米仁、粳米、南瓜、银杏、龙眼、莲子、鸡肉、羊肉、牛肉、核桃、韭菜等。

2-阳虚体质养生

体质特点　　形体白胖，或面色淡白，平素怕寒喜暖、手足欠温，小便清长，大便时稀，唇淡口和，常自汗出，脉沉乏力，舌淡胖。

（养生方法） **精神调养方面**，要善于调节自己的感情，消除或减少不良情绪的影响。**环境调摄方面**，冬季要"避寒就温"，在春夏之季，要注意培补阳气，注意根据气温适当增减衣物。**体育锻炼方面**，要加强体育锻炼（如散步、慢跑、太极拳、五禽戏、八段锦、球类活动和各种舞蹈活动等），要持之以恒，每天进行1～2次。**饮食调养方面**，应多食有壮阳作用的食品，如羊肉、狗肉、鹿肉、鸡肉。**药物养生方面**，可选用补阳祛寒、温养肝肾之品，如鹿茸、海狗肾、蛤蚧、冬虫夏草、巴戟天、淫羊藿、仙茅、肉苁蓉、补骨脂、胡桃、杜仲、续断、菟丝子等。

3-阴虚体质养生

（体质特点） 形体消瘦，午后面色潮红、口咽少津，心中时烦，手足心热，少眠，便干，尿黄，不耐春夏，多喜冷饮，脉细数，舌红少苔。

（养生方法） **精神调养方面**，养成冷静、沉着的习惯，对非原则性问题，少与人争，少参加争胜负的文娱活动。**环境调摄方面**，居室环境应安静，夏季应注意避暑。**体育锻炼方面**，不宜剧烈活动，着重调养肝肾功能，适宜练习太极拳、八段锦、内养操等。**饮食调养方面**，宜食用芝麻、糯米、蜂蜜、乳品、甘蔗、蔬菜、水果、豆腐、鱼类等清淡食物，少吃葱、姜、蒜、韭、薤、椒等辛辣燥烈之品。**药物养生方面**，可选用滋阴清热、滋养肝肾之品，加女贞子、山茱萸、五味子、旱莲草、麦门冬、天门冬、黄精、玉竹、玄参、枸杞子、桑椹、龟板等药。

4-气虚体质养生

（体质特点） 形体消瘦或偏胖，面色㿠白，语声低怯，常自汗出，动则尤甚，体倦健忘，舌淡苔白，脉虚弱。

（养生方法） **体育锻炼方面**，宜作养肾气功，如屈肘上举、抛空、荡腿、摩腰、"吹"字功等。**饮食调养方面**，宜食用粳米、糯米、小米、黄米、大麦、山药、籼米、莜麦、马铃薯、大枣、胡萝卜、香菇、豆腐、鸡肉、鹅肉、兔肉、鹌鹑、牛肉、狗肉、青鱼、鲢鱼等。**药物养生方面**，平素气虚之人宜常服金匮薯蓣丸；脾气虚，宜选四君子汤或参苓白术散；肺气虚，宜选补肺汤；肾气虚，多服肾气丸。

5-痰湿体质养生

【体质特点】 形体肥胖，肌肉松弛，嗜食肥甘，神倦身重，懒动嗜睡，口中黏腻，或便溏，脉濡而滑，舌体胖，苔滑腻。

【养生方法】 **环境调摄方面**，不宜居住在潮湿的环境里，阴雨季节要注意湿邪的侵袭。**体育锻炼方面**，应长期坚持体育锻炼，如散步、慢跑、球类、武术、八段锦、五禽戏、各种舞蹈等，活动量宜逐渐增强。**饮食调养方面**，少食肥甘厚味、酒类，吃饭不宜过饱，宜食用健脾利湿、化痰祛湿的食物，如白萝卜、荸荠、紫菜、海蜇、洋葱、枇杷、白果、大枣、扁豆、薏苡仁、红小豆、蚕豆、包菜等。**药物养生方面**，重点在于调补肺、脾、肾三脏，肺失宣降，津失输布，液聚生痰者，宜宣肺化痰，方选二陈汤；脾不健运，湿聚成痰者，宜健脾化痰，方选六君子汤或香砂六君子汤；肾虚不能制水，水泛为痰者，宜温阳化痰，方选金匮肾气丸。

6-湿热体质养生

【体质特点】 形体偏瘦或偏胖，口干口苦，眼睛红赤，心烦懈怠，身重困倦，小便短赤，大便燥结或黏滞，面部易生痤疮，舌质偏红，苔黄腻，脉滑数。

【养生方法】 **饮食调养方面**，宜食祛湿的食物，如绿豆、冬瓜、丝瓜、赤小豆、西瓜、绿茶、花茶等，忌食甜食、甘甜饮料（如碳酸饮料等）、辛辣刺激的食物如（辣椒、八角、葱等）、酒、肥甘厚味（如肥鱼大肉）。**药物养**

生方面，湿重者以化湿为主，可选六一散、平胃散等；热重者以清热为主，可选茵陈蒿汤、连朴饮等。

7-血瘀体质养生

体质特点　面色晦滞，口唇色暗，眼眶暗黑，肌肤干燥，舌紫暗或有瘀点，脉细涩。

养生方法　**精神调养方面**，要培养乐观的情绪。**体育锻炼方面**，多做有益于心脏血脉的活动，如各种舞蹈、太极拳、八段锦、动桩功、长寿功、内养操、保健按摩术。**饮食调养方面**，宜食用桃仁、油菜、慈姑、黑大豆等具有活血祛瘀作用的食物。**药物养生方面**，可选用补阳祛寒、温养肝肾之品，如鹿茸、海狗肾、蛤蚧、冬虫夏草、巴戟天、淫羊藿、仙茅、肉苁蓉、补骨脂、胡桃、杜仲、续断、菟丝子等。

8-气郁体质养生

体质特点　形体消瘦或偏胖，面色苍暗或萎黄，时或性情急躁易怒，易于激动，时或忧郁寡欢，胸闷不舒，时欲太息，舌淡红，苔白，脉弦。

养生方法　**精神调养方面**，应主动寻求快乐，如多参加社会活动、多听轻松、开朗、激动的音乐等。**体育锻炼方面**，宜多参见体育锻炼和旅游活动。**饮食调养方面**，宜食用行气的食物，如佛手、橙子、柑皮、荞麦、韭菜、茴香菜、大蒜、火腿、高粱、刀豆、香橼等，可少量饮酒，以活动血脉，提高情绪。**药物养生方面**，可选用香附、乌药、川楝子、小茴香、青皮、郁金等疏肝理气解郁药为主组成方剂，如越鞠丸等；若气郁引起血瘀，宜配伍活血化瘀药。

9-特禀体质养生

体质特点　先天失常，以生理缺陷、过敏反应等为主要特征。过敏体质者一般无特殊表现；先天禀赋异常者或有畸形，或有生理缺陷。环境适应能力差。

养生方法　**环境调摄方面**，要加强调护，尽量避免接触致敏物质。**体育锻炼方面**，应加强锻炼，增强体质，培育正气，扶正祛邪。**饮食调养方面**，宜清淡、营养均衡，粗细、荤素搭配要合理，宜多食益气固表、补肾健脑、健脾益胃的食物，如黑芝麻、核桃、松子、无花果等，少食辛辣、腥膻和含致敏物质的食物，如辣椒、浓茶、咖啡、酒、荞麦、虾、蟹等。**药物养生方面**，以益气固表为主，常用玉屏风散，中药常用黄芪、党参、浮小麦等。

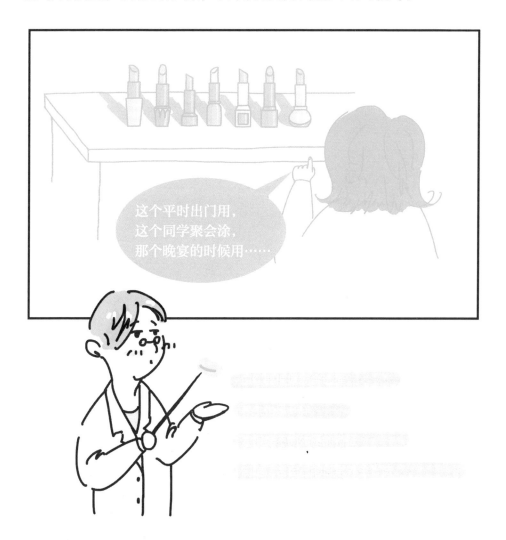

常用养生
保健简易
方法

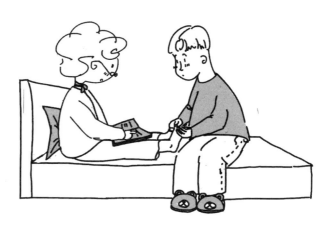

33

叩齿法：每天清晨睡醒之时，把牙齿上下叩合，先叩臼齿30次，再叩前齿30次。有助于牙齿坚固。

　　牙齿是人体的重要器官，承担着咀嚼食物的重要任务。中医学认为，牙齿与肾脏关系密切。"肾主骨，齿为骨之余"，意思是说肾脏可以促进骨骼生长和骨髓的生成，牙齿是人体骨骼的一部分，牙齿松动，与肾气虚衰及气血不足有关。坚持每天叩齿，能疏通经络，调和气血，强肾固精，平衡阴阳，从而增强机体的健康。另外，叩齿还可以和咽津法相结合，效果更佳。

　　需要注意的是，叩齿不宜过快，且力度要适中，饭后清洁口腔后再进行叩齿锻炼。牙病严重患者不宜使用叩齿法，以免损伤牙齿。

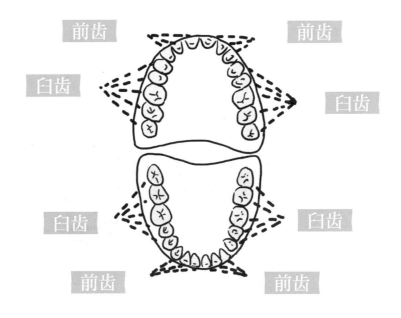

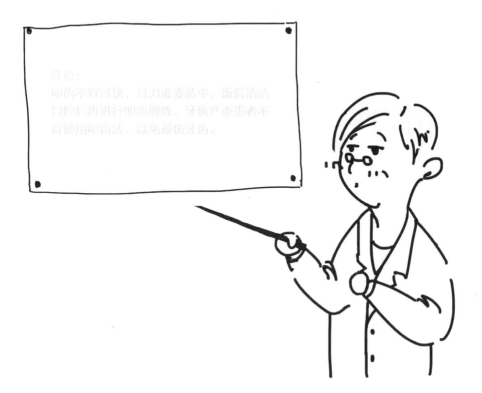

每天清晨睡醒之时，把牙齿上下叩合，先叩臼齿30次，再叩前齿30次，有助于牙齿坚固。

注意：
叩齿不宜过快，且力度要适中，饭后漱洗口腔后再进行叩齿锻炼。牙病严重患者不宜使用叩齿法，以免损伤牙齿。

34

闭口调息法：经常闭口调整呼吸，保持呼吸的均匀、和缓。

中医学认为，养气主要从两方面入手：一是保养元气，二是调畅气机。其中调畅气机多以调息为主，呼吸吐纳，可以调理气息，疏通经络，使气血畅通。因此，经常闭口调息，不仅可以放松心情、排除杂念，使氧气自然分布全身，久而久之还有利于气血畅通，促进五脏六腑功能正常。

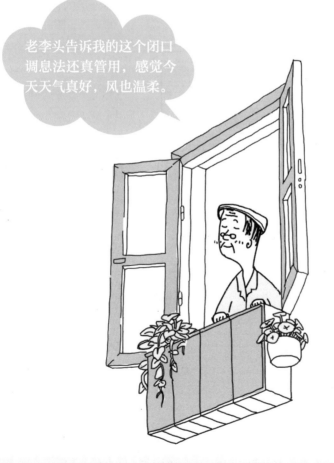

老李头告诉我的这个闭口调息法还真管用，感觉今天天气真好，风也温柔。

35

咽津法：每日清晨，用舌头抵住上颚，或用舌尖舔动上颚，等唾液满口时，分数次咽下。有助于消化。

《养性延命录》指出："食玉泉者，令人延年，除百病。"可见，吞津咽唾的确能使人健康长寿。现代研究证实，唾液中包含了血浆中的各类成分，含有10多种酶、近10种维生素、多种矿物质、有机酸和激素等，经常保持唾液分泌旺盛，直接参与机体的新陈代谢过程，可以改善毛发、肌肉、筋骨、血液、脏腑的功能增强免疫功能，促进消化，预防疾病，达到祛病延年的目的。

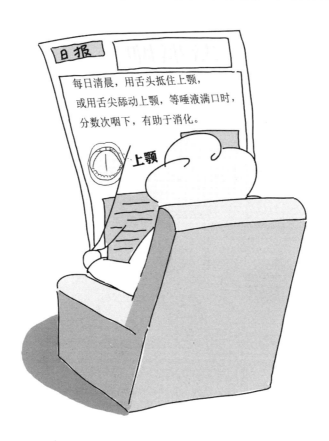

36

搓面法：每天清晨，搓热双手，以中指沿鼻部两侧自下而上，到额部两手向两侧分开，经颊而下，可反复10余次，至面部轻轻发热为度。可以使面部红润光泽，消除疲劳。

　　面部是脏腑气血上注之处，血液循环比较丰富，因此，经常搓擦面部可以使面部气血流通，刺激面部的经络穴位，从而使面部红润光泽，并且有提神明目、消除疲劳等功效。搓面时注意以面部轻轻发热为度，力度要适中，气候干燥时可涂些护肤霜后再进行搓面，以防皲裂。

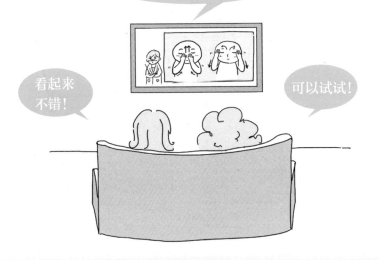

每天清晨，搓热双手，以中指沿鼻部两侧自下而上，到额部两手向两侧分开，经颊而下，可反复10余次，至面部轻轻发热为度，可以使面部红润光泽，消除疲劳。

看起来不错！

可以试试！

37

梳发：用双手十指插入发间，用手指梳头，从前到后按搓头部，每次梳头50～100次。有助于疏通气血，清醒头脑。

　　头发与五脏的关系十分密切，头发的荣枯能直接反映出五脏气血的盛衰。梳发能疏通血脉，改进头部的血液循环；使头发得到滋养，头发光润，发根牢固，防止脱发和早生白发；明目，缓解头痛，预防感冒；有助于降低血压，预防脑血管病发生；振奋阳气，健脑提神，解除疲劳，对养生保健有重要意义。梳发时以头皮微热为度，尽量不要在饱食后进行。

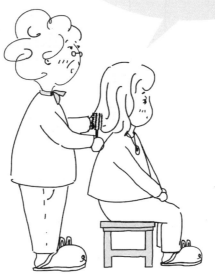

梳发能疏通血脉，改进头部的血液循环，使头发得到滋养，头发光润，发根牢固，防止脱发和早生白发。

妈，我看专家说，梳头最好用双手十指插入发间，用手指梳头，从前到后按搓头部，每次梳头50～100次，有助于疏通气血，清醒头脑。

38

运目法：将眼球自左至右转动10余次，再自右至左转动10余次，然后闭目休息片刻，每日可做4～5次。可以清肝明目。

眼睛的功能与脏腑经络的关系非常密切，它是人体精气神的综合反映。因此，眼睛保健是很重要的。运目可以增强眼珠光泽和灵敏性，还能祛除内障外翳，纠正近视和远视，促进眼部血液循环，缓解眼部疲劳，达到保护眼睛、增强视力的目的。运目时注意动作宜缓慢，还可配合远眺、眨眼等方法，效果更佳。

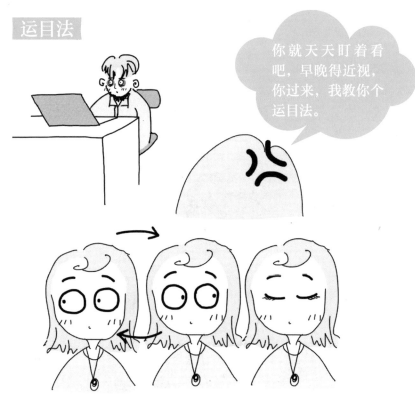

运目法

你就天天盯着看吧，早晚得近视，你过来，我教你个运目法。

将眼球自左至右转动10余次，再自右至左转动10余次，然后闭目休息片刻，每日可做4～5次。

39

凝耳法：两手掩耳，低头、仰头
5～7次。可使头脑清净，驱除杂念。

耳为心、肾之窍，通于脑，是人体的听觉器官。耳的功能与五脏皆有关系，而与肾的关系尤为密切。凝耳法可以使头脑清静，填精益髓，有助于延年益寿。锻炼时要保持静坐，同时配合均匀、细长的呼吸。

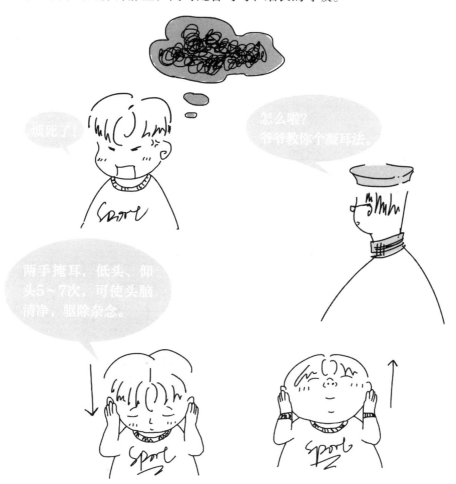

40

提气法：在吸气时，稍用力提肛门连同会阴上升，稍后，再缓缓呼气放下，每日可做5~7次。有利于气的运行。

肛门为督脉循经之处，督脉为"阳脉之海"，主调节全身诸阳之气；会阴为任脉循经之处，任脉为"阴脉之海"，主调节全身诸阴之气。因此，提气法可以改善局部血液循环，提升中气，改善肛门括约肌功能，预防肛门松弛和痔疮、脱肛等肛肠疾病。

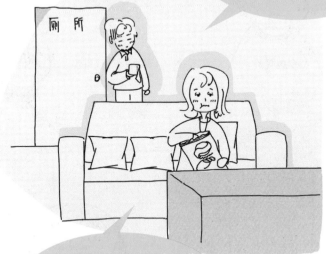

在吸气时，稍用力提肛门连同会阴上升，稍后，再缓缓呼气放下，每日可做5~7次，有利于气的运行。

怎么进去那么久？唉，你可以试试这电视上说的提气法，可以预防肛门松弛和痔疮、脱肛等肛肠疾病。

41

摩腹法：每次饭后，用掌心在以肚脐为中心的腹部顺时针方向按摩30次左右。可帮助消化，消除腹胀。

腹为胃肠所属之处，腹部按摩实际上是胃肠按摩。摩腹有助于增加胃肠蠕动，理气消滞，促进消化功能，缓解腹胀，防治胃肠疾病。摩腹宜于食后进行，动作要缓慢、柔和、匀速。

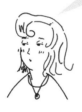

你可以试试摩腹法：每次饭后，用掌心在以肚脐为中心的腹部顺时针方向按摩30次左右，可帮助消化，消除腹胀。

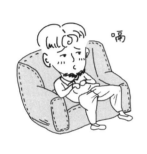

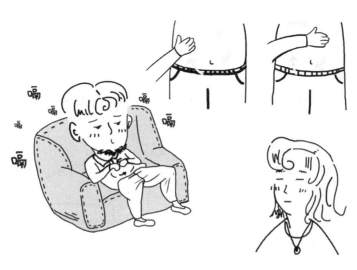

42

足心按摩法：每日临睡前，以拇指按摩足心，顺时针方向按摩100次。有强腰固肾的作用。

中医学认为，足部是运行气血、联络脏腑、沟通内外、贯穿上下的十二经络的重要起止部位，也是足三阴经和足三阳经相交接的部位。因此，足部保健关系到整体，对人的健康长寿至关重要。涌泉穴位于足心，归属于肾经，因此按摩足心可以调节肾经，强腰固肾，促进足部血液循环，调畅全身气血，缓解疲劳。按摩时可以配合红花油或按摩精油等，效果更佳，但婴幼儿、孕妇和女性月经期间不宜使用。

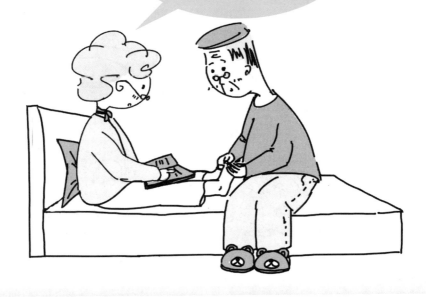